MANDALAS
Miłość do Siebie

TOM 3

Zaprojektowany przez :
Rochak shukla p7 /Maxivillus p17 / brgfx p19-49-67
Bimbimkha p11-23-29-35-53-61 / Alliesinteractive p33
Pikisuperstar p43-65 / Kjpargeter p45 / Sketchedia p63-65
dla Freepik.
Freepik p9-13-15-21-25-27-31-33 (face)-35-37-41-47-49-51-53-
55-47-59

Weź głęboki oddech, wybierz swoje kolory i pozwól każdej linii poprowadzić Cię ku spokojowi i harmonii.

W KAŻDEJ CHWILI WYBIERAJ
MIŁOŚĆ DO SIEBIE.

NIGDY O TYM NIE ZAPOMINAJ.

WĄTPISZ.

TEN WĄTPLIWOŚĆ
ZACIEMNIA LUSTRO
TWOJEJ DUSZY.

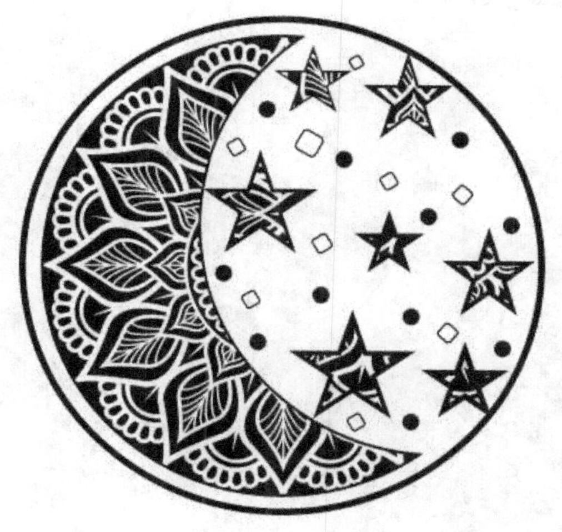

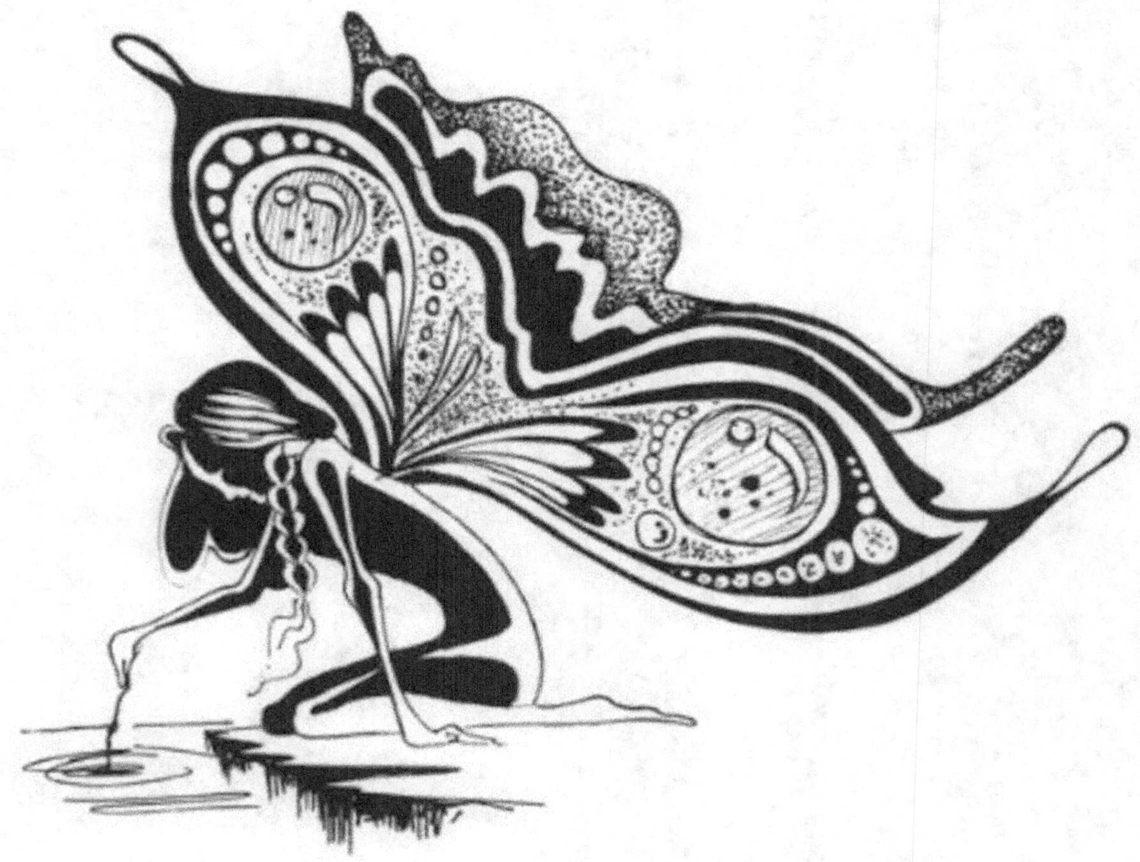

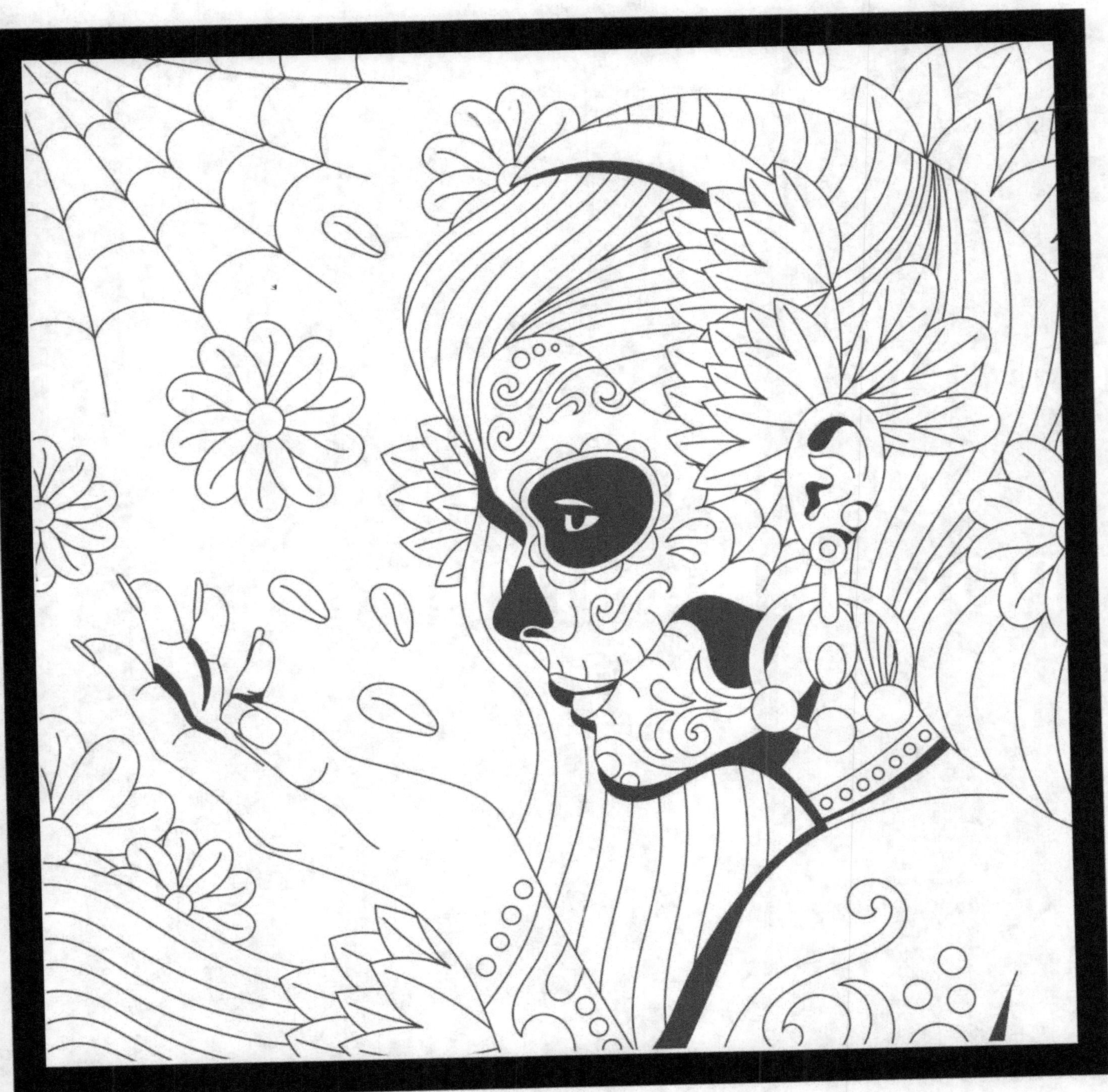

CICHY GŁOS WEWNĘTRZNY PRZYPOMINA CI, ŻE POKOCHANIE SIEBIE JEST MOŻLIWE.

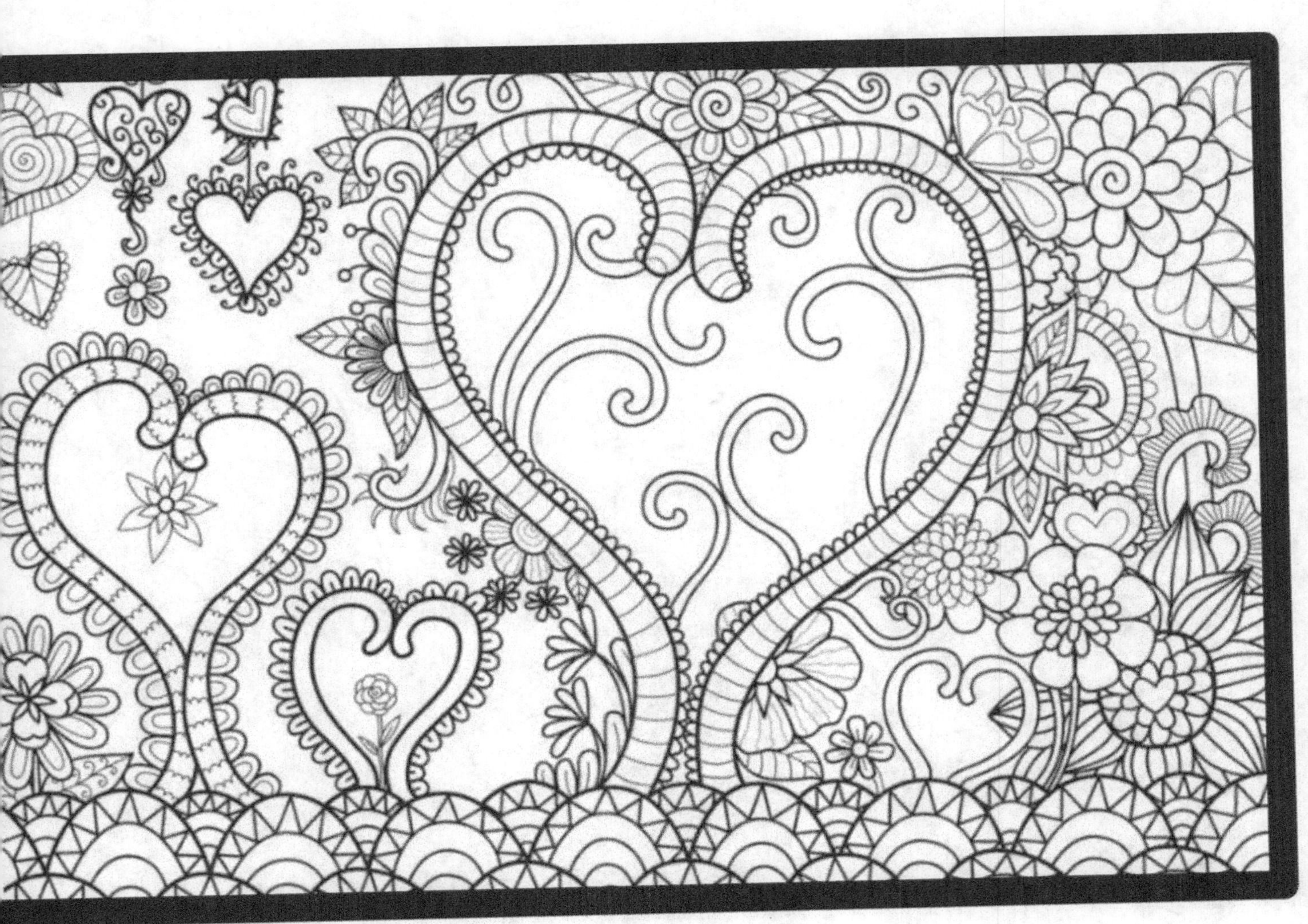

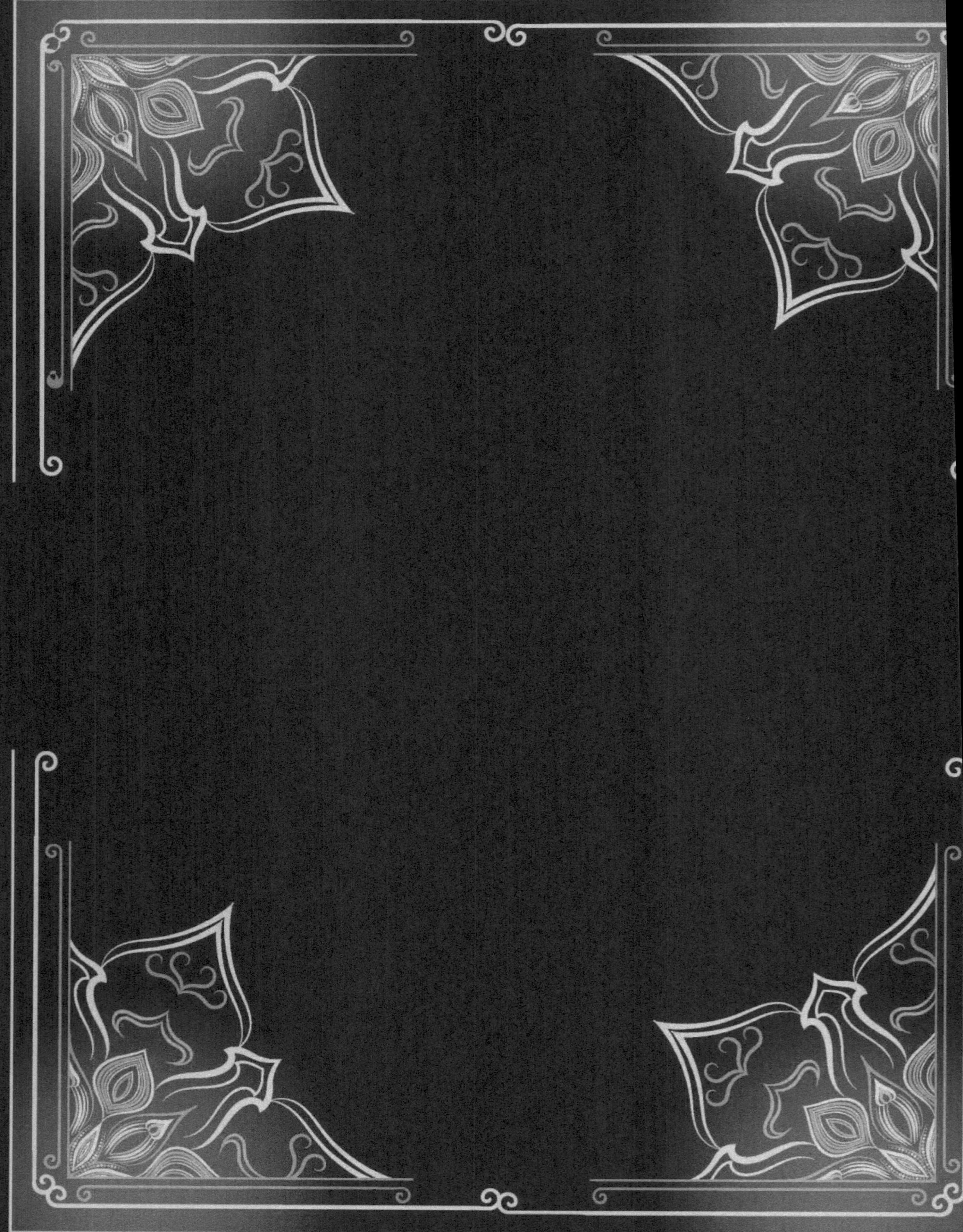

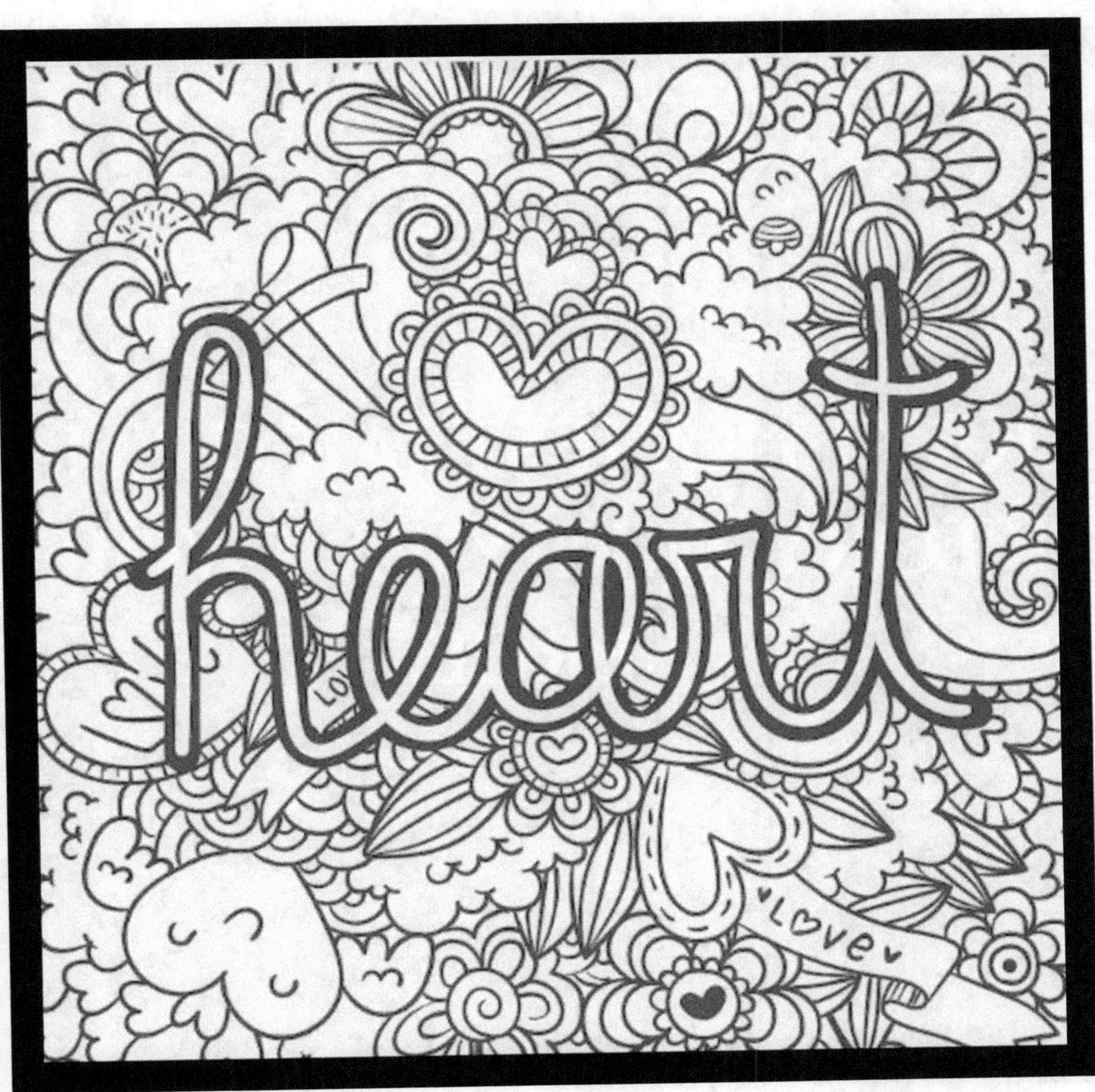

heart
Love
Love

KRYTYKA JEST JAK CIEŃ, KTÓRY ZAKRYWA TWOJE SERCE.

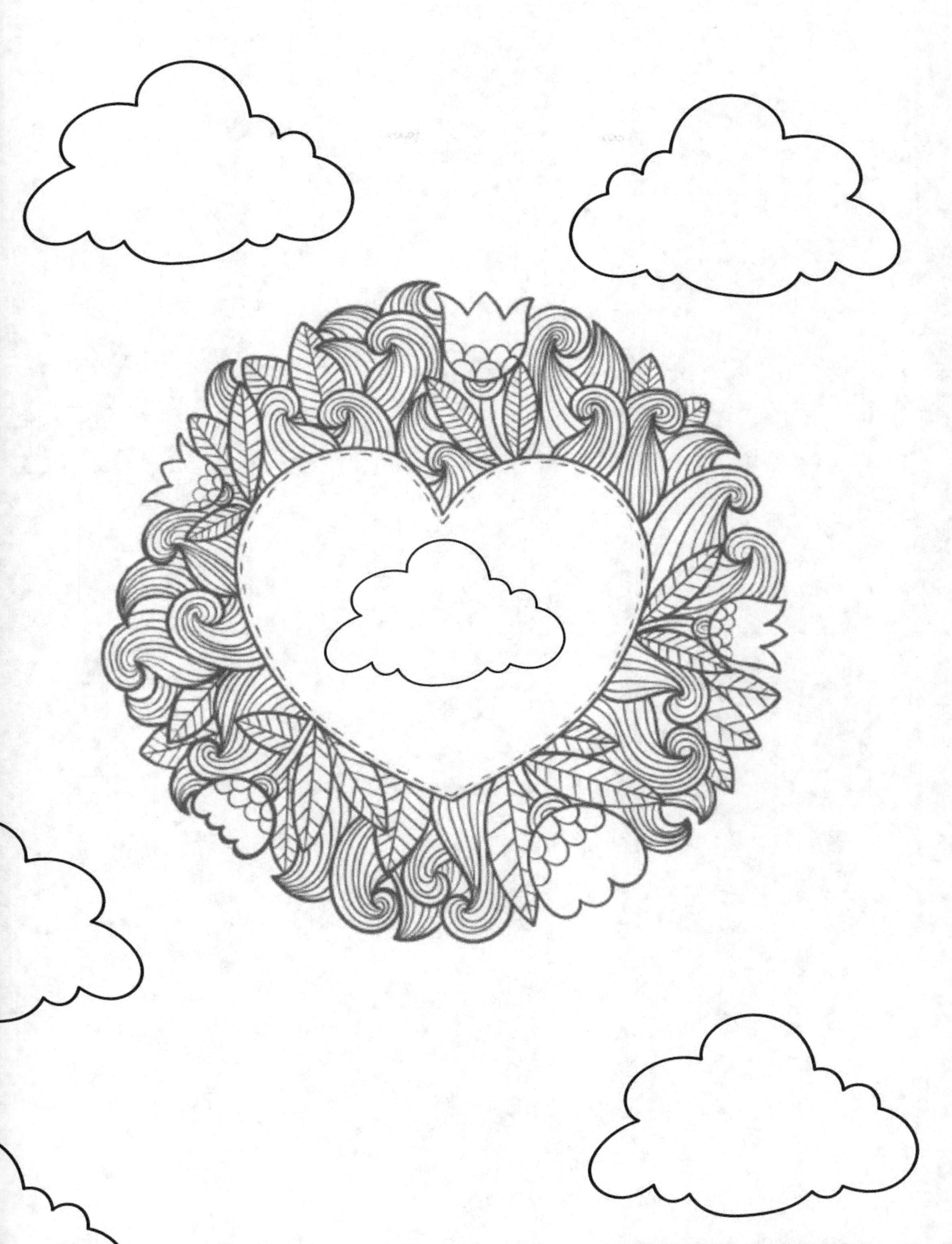

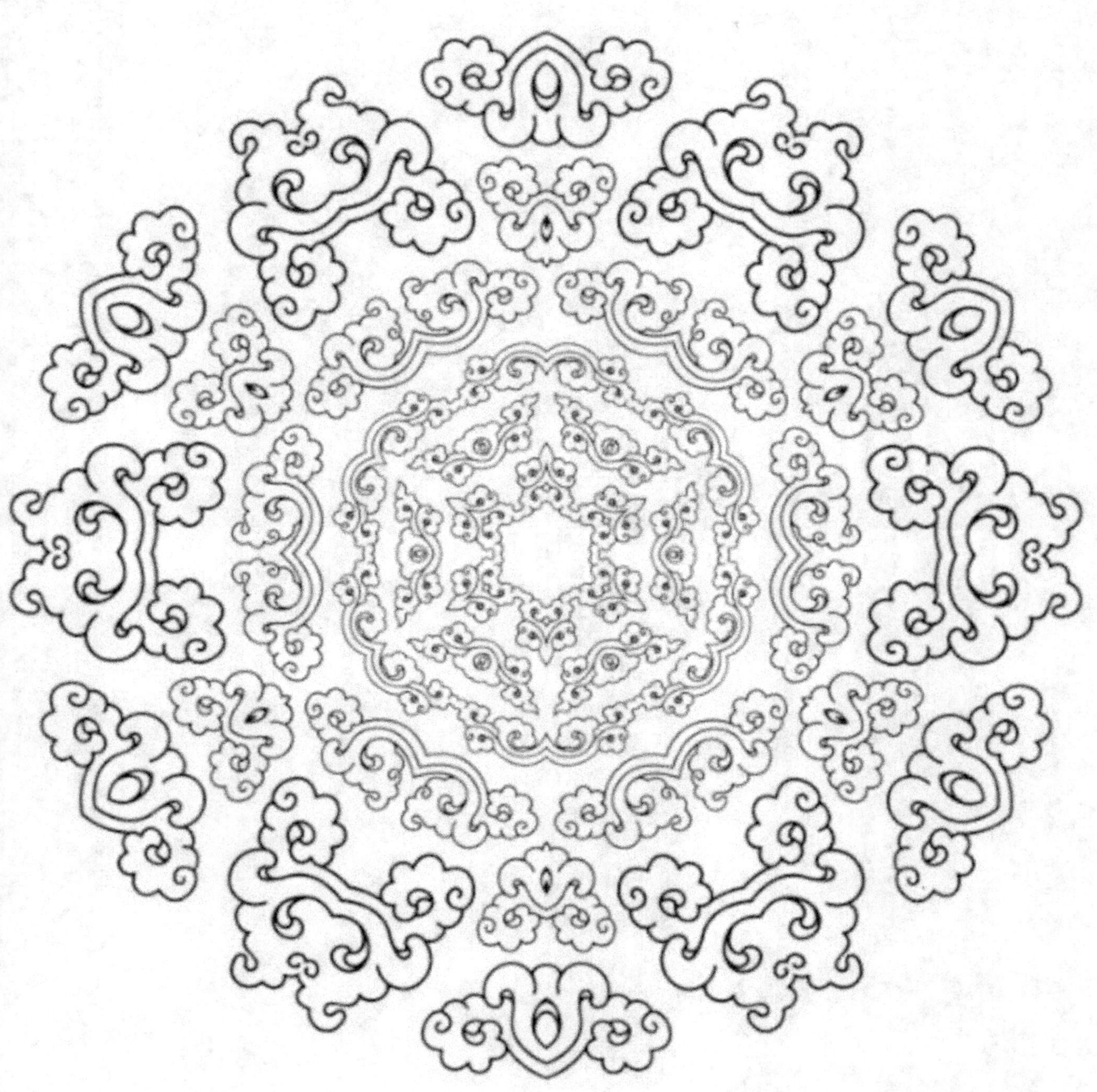

UZDROWIENIE ZACZYNA
SIĘ OD OBIETNICY DANEJ
SAMEMU SOBIE.

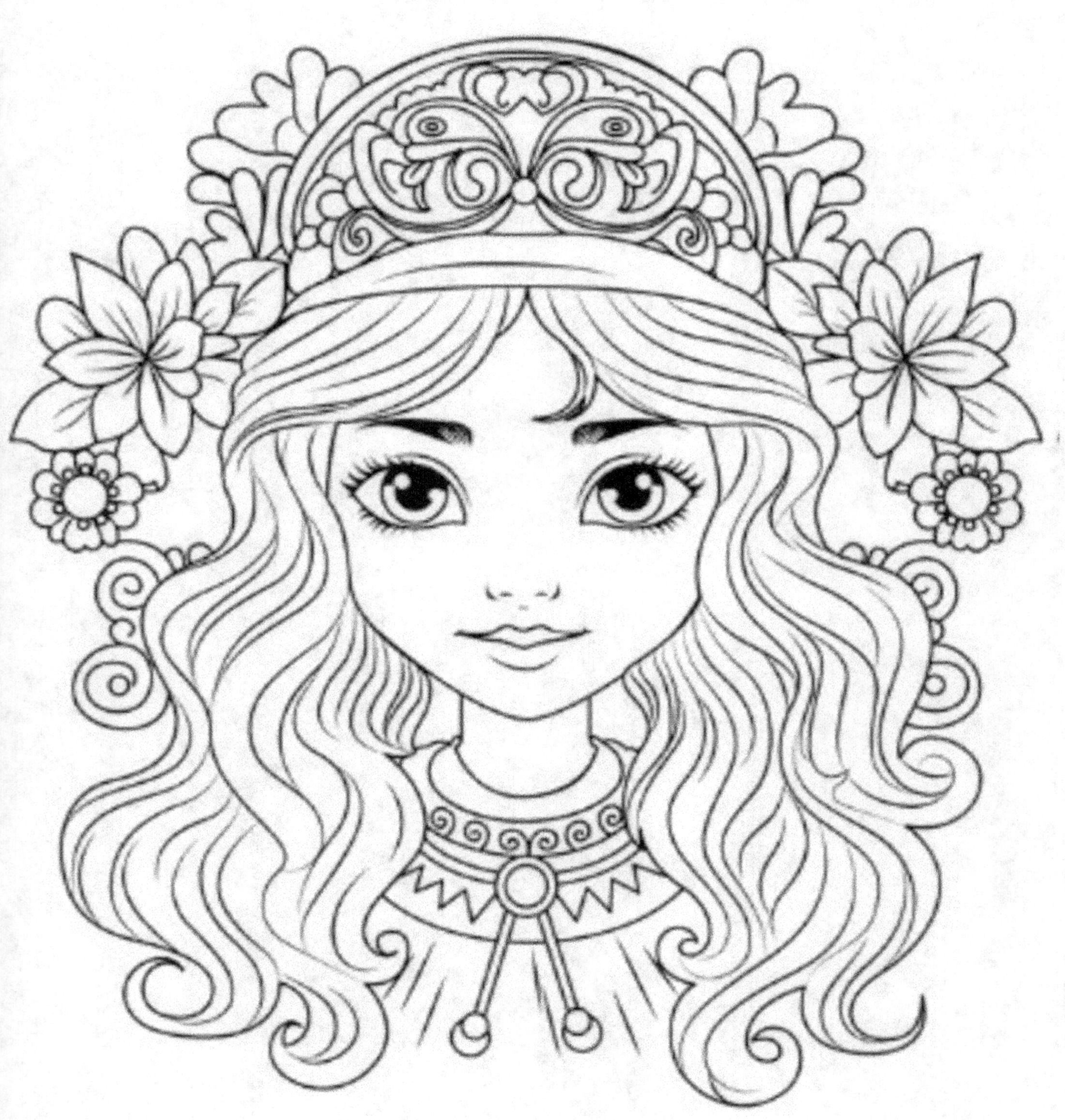

KAŻDY KROK KU MIŁOŚCI
DO SIEBIE TO ZWYCIĘSTWO.

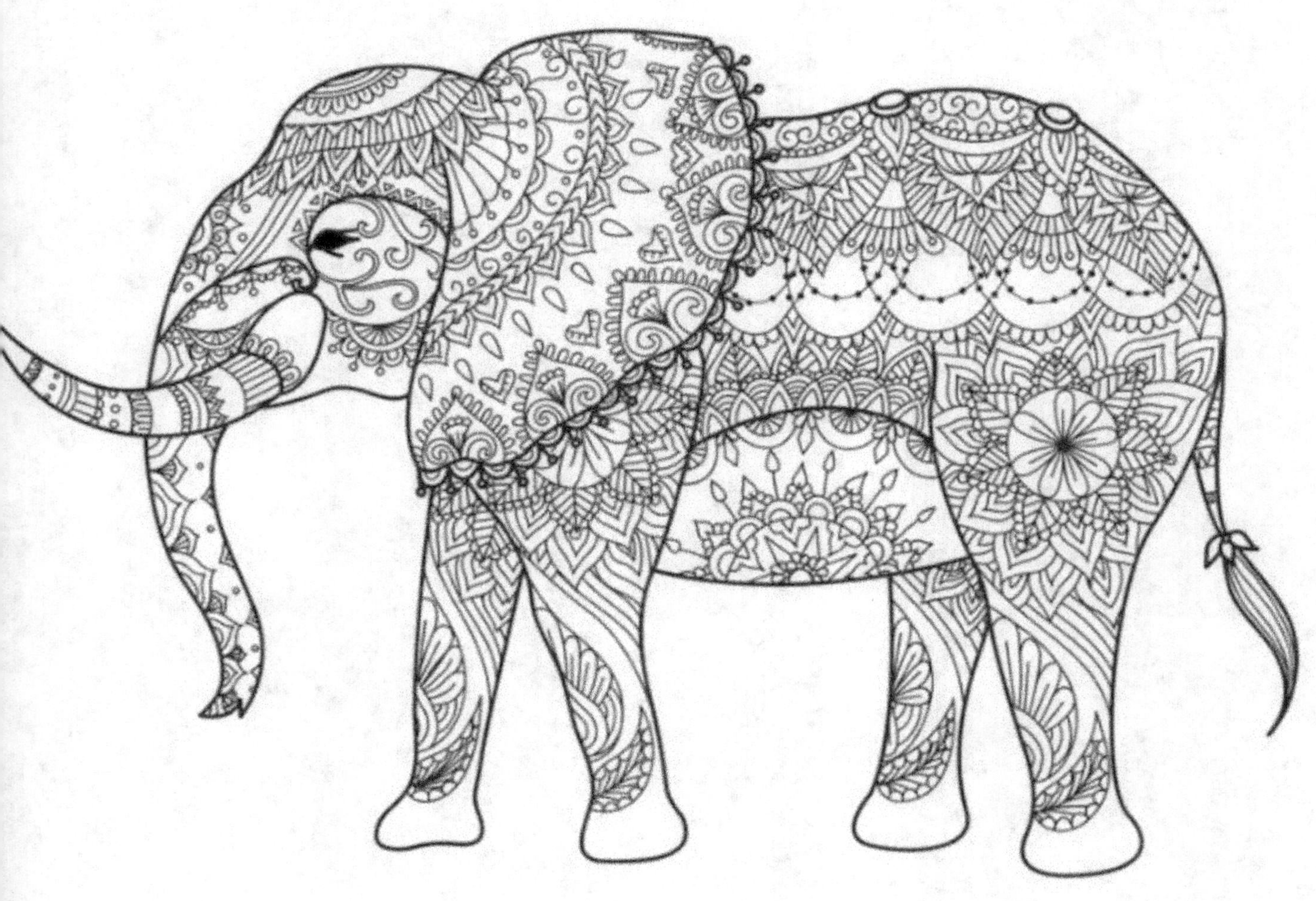

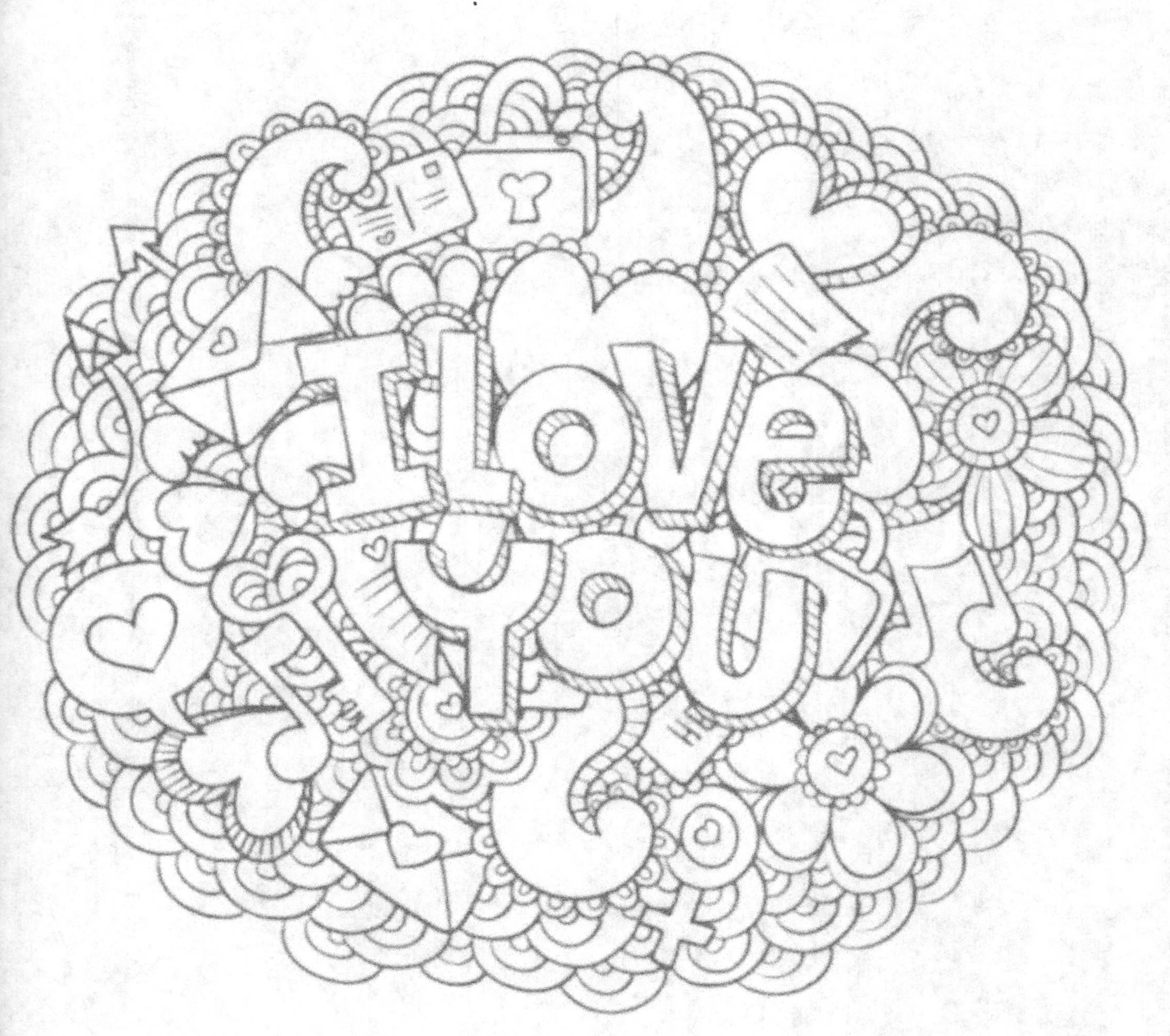
I LOVE YOU

UWOLNIJ SIĘ OD OCZEKIWAŃ INNYCH.

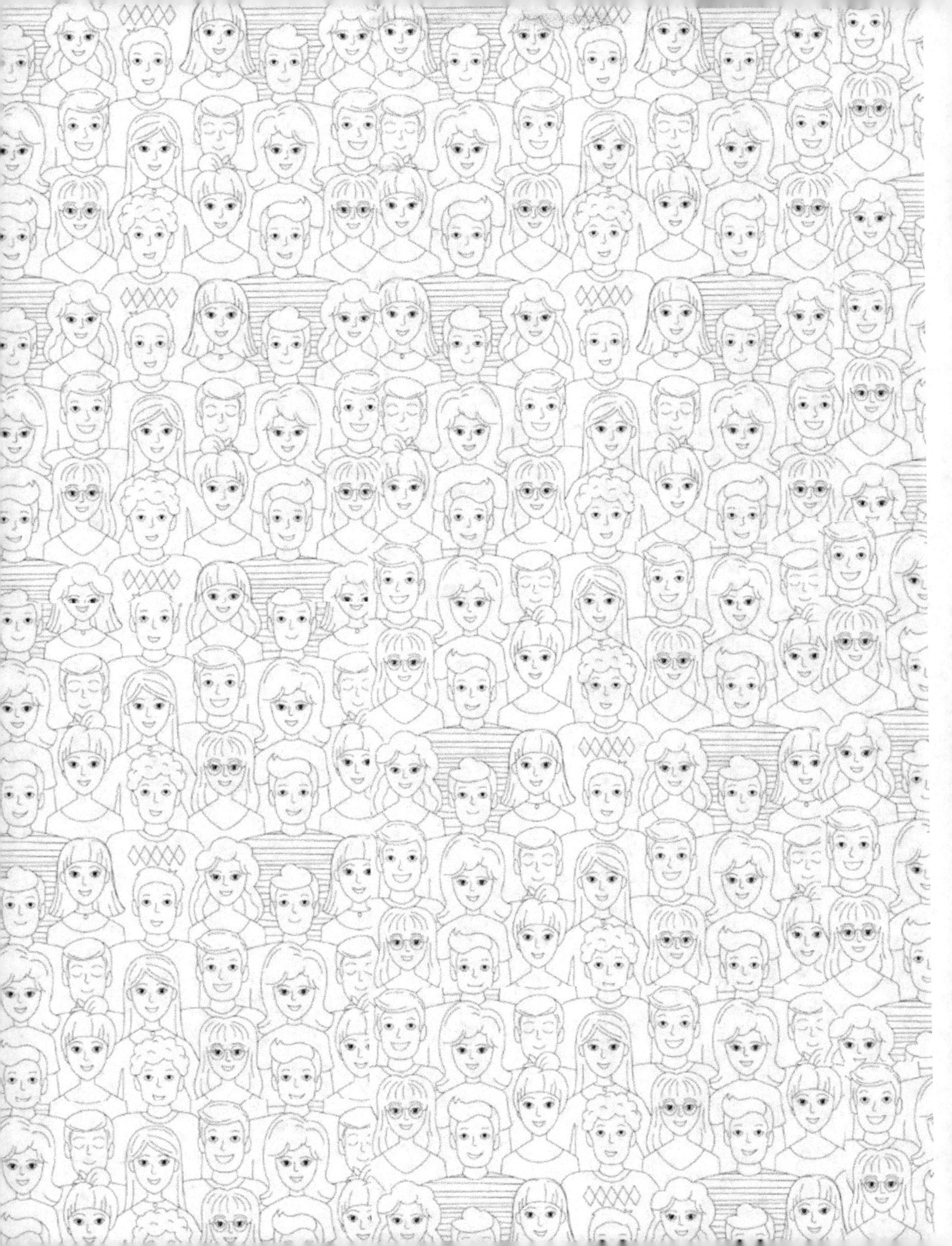

PRZESTAŃ WALCZYĆ SAM ZE SOBĄ.

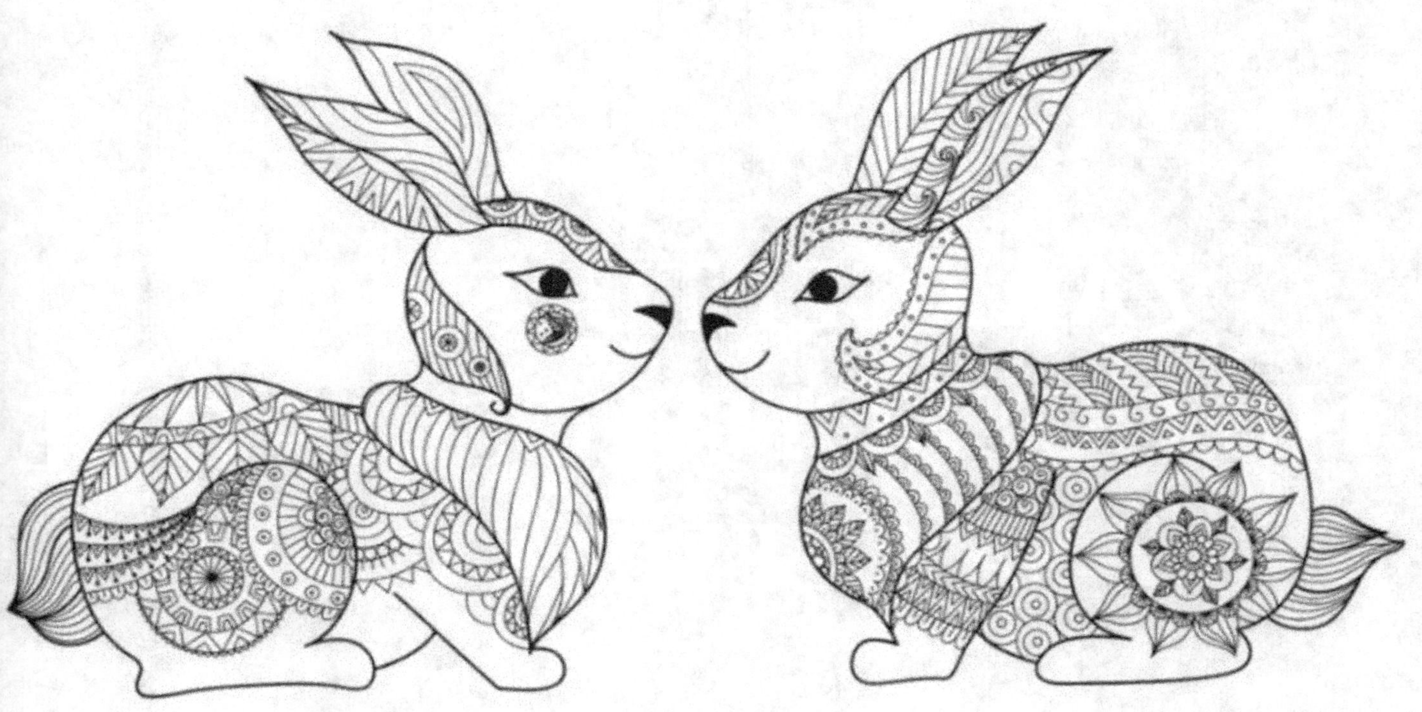

ZAAKCEPTUJ SWOJE
NIEDOSKONAŁOŚCI – ONE
TEŻ SĄ CZĘŚCIĄ CIEBIE.

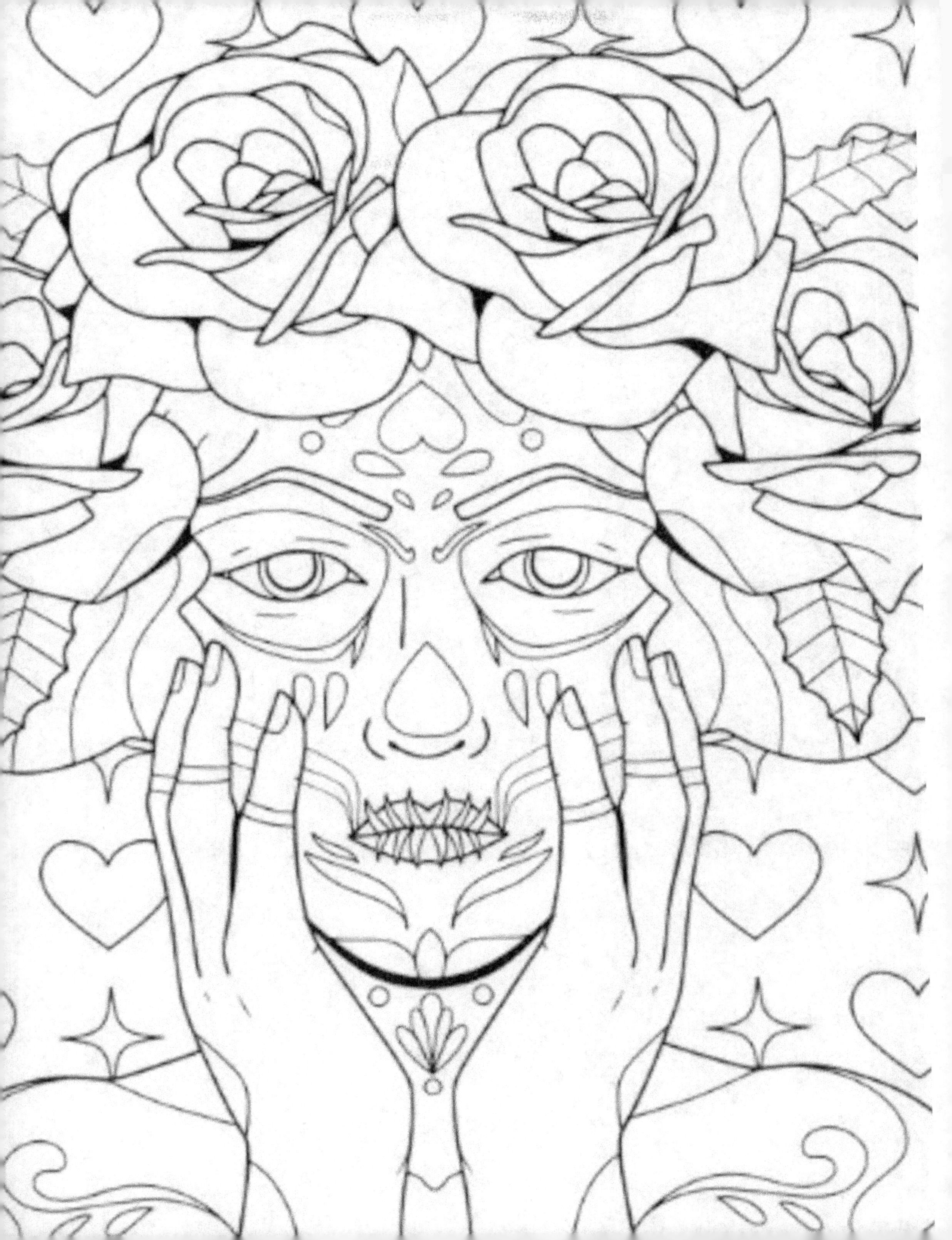

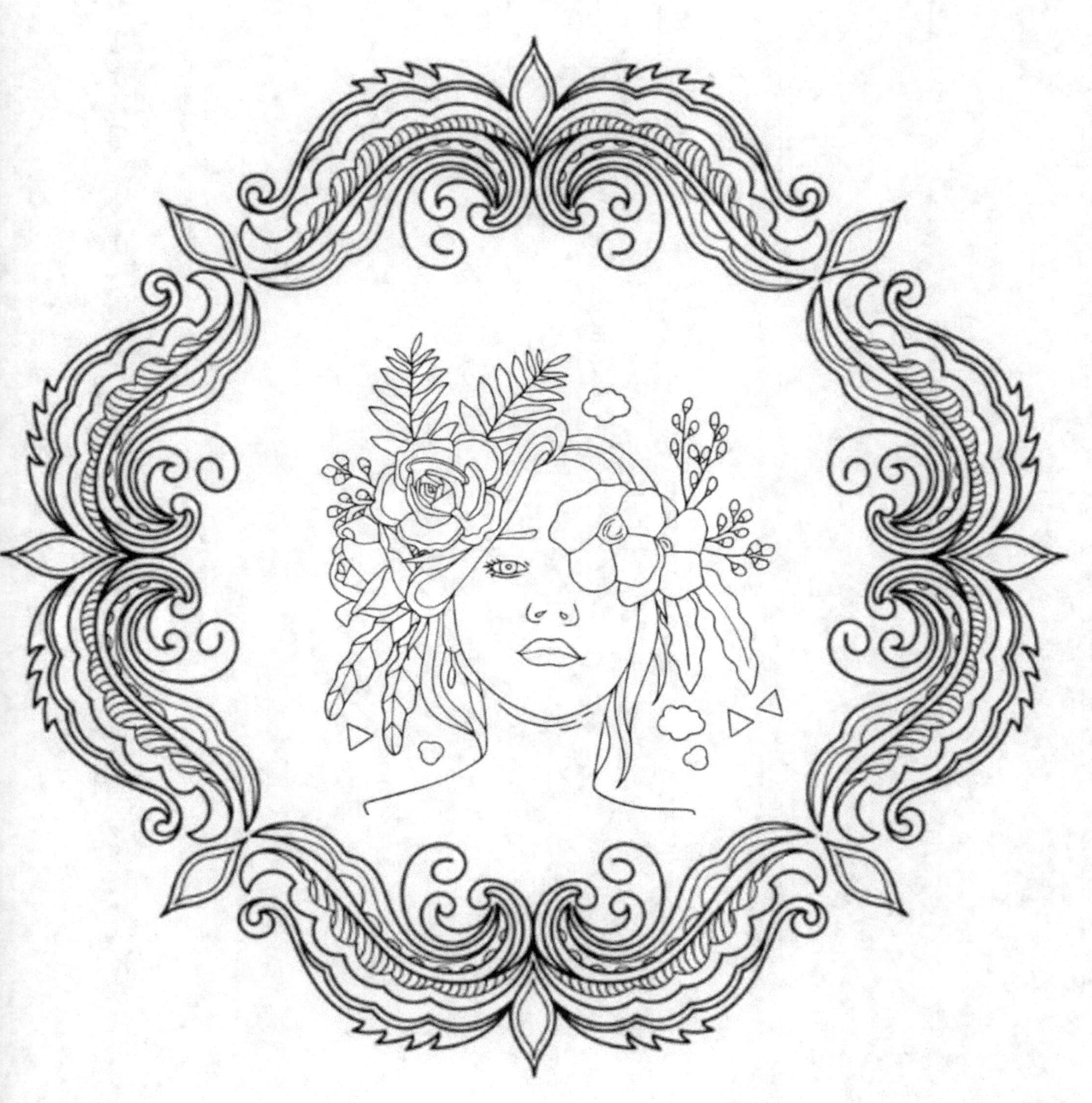

**TWOJE SERCE JEST
WIĘKSZE NIŻ TWOJE LĘKI.**

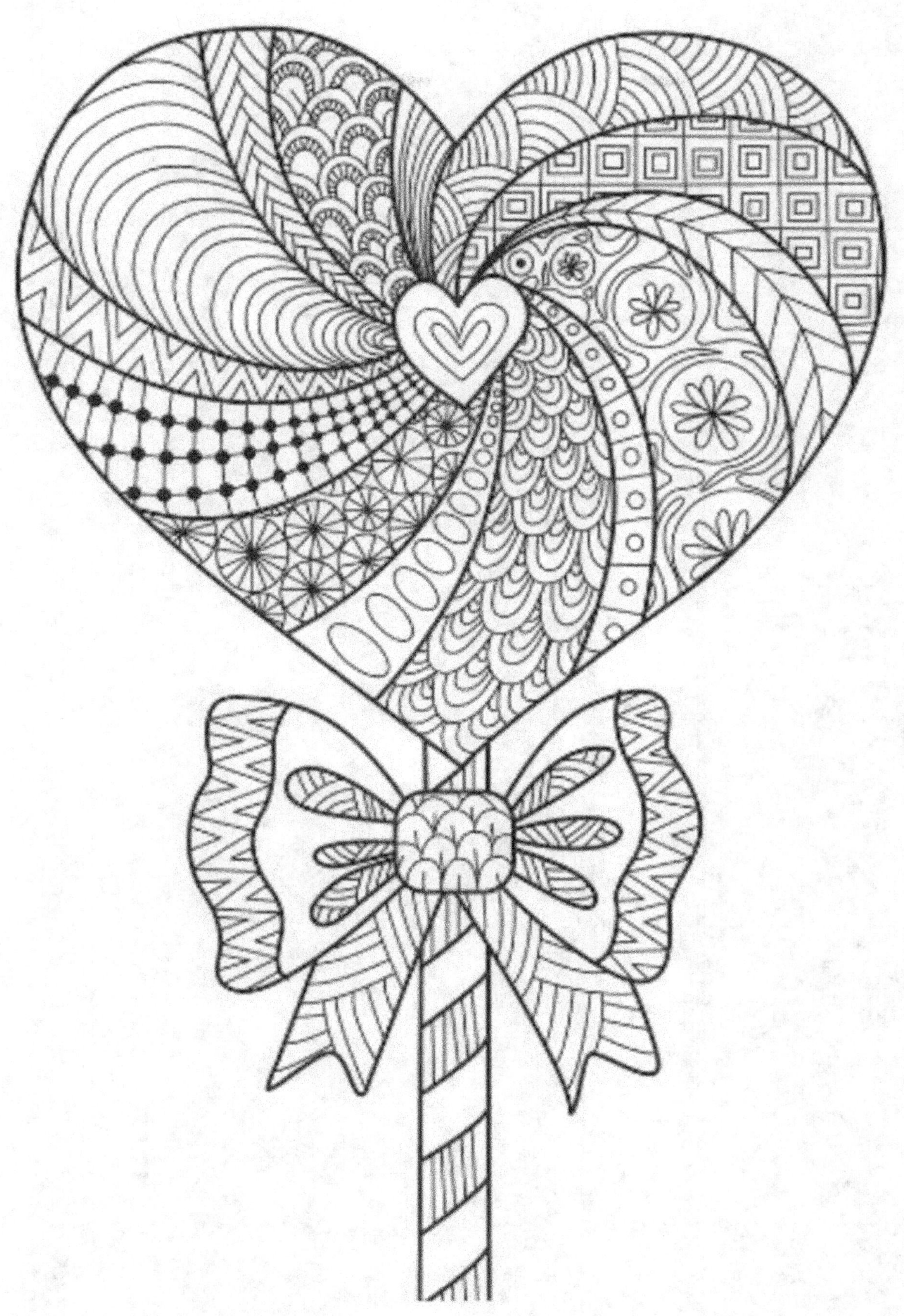

ZASŁUGUJESZ NA MIŁOŚĆ, PO PROSTU DLATEGO, ŻE JESTEŚ.

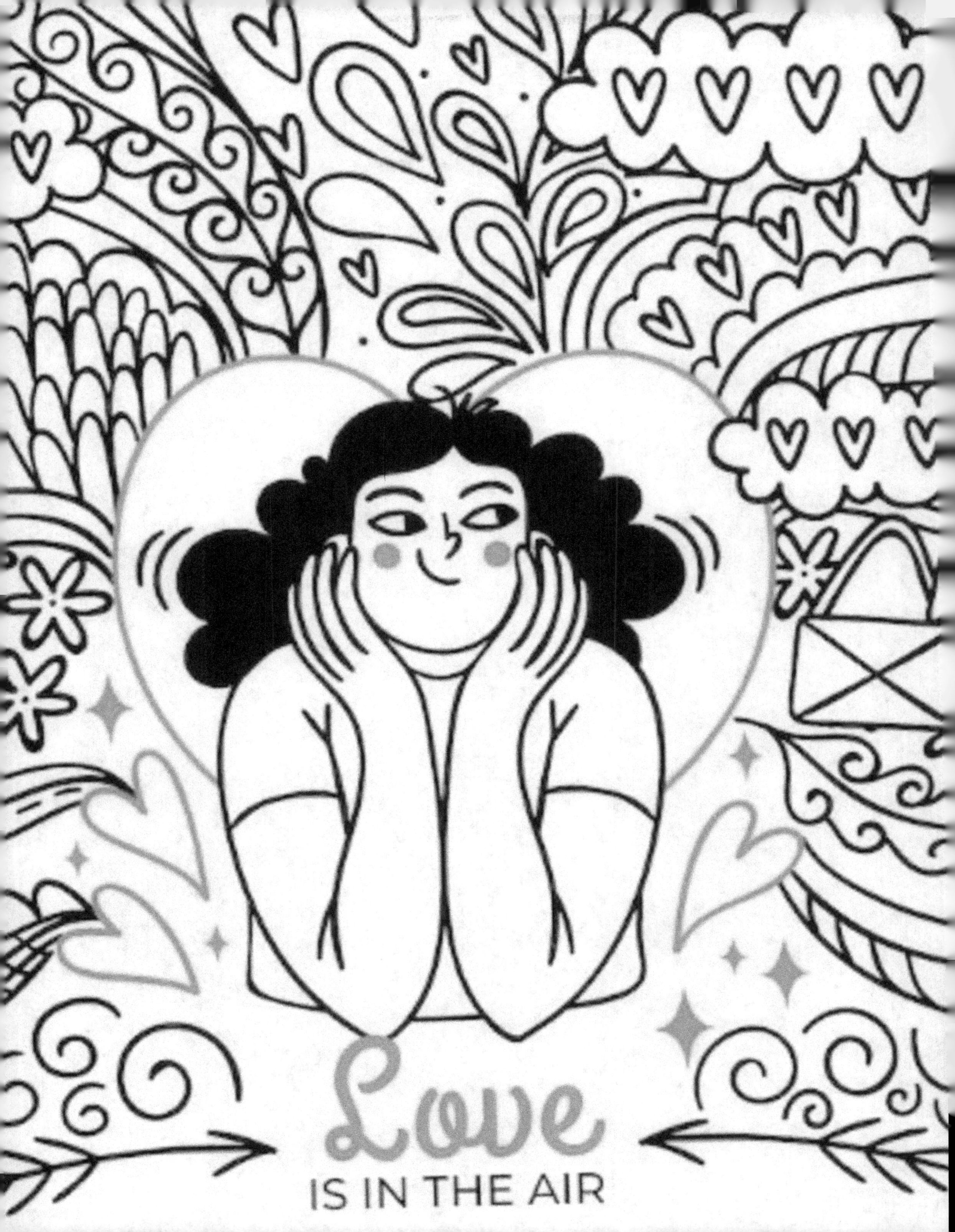
Love
IS IN THE AIR

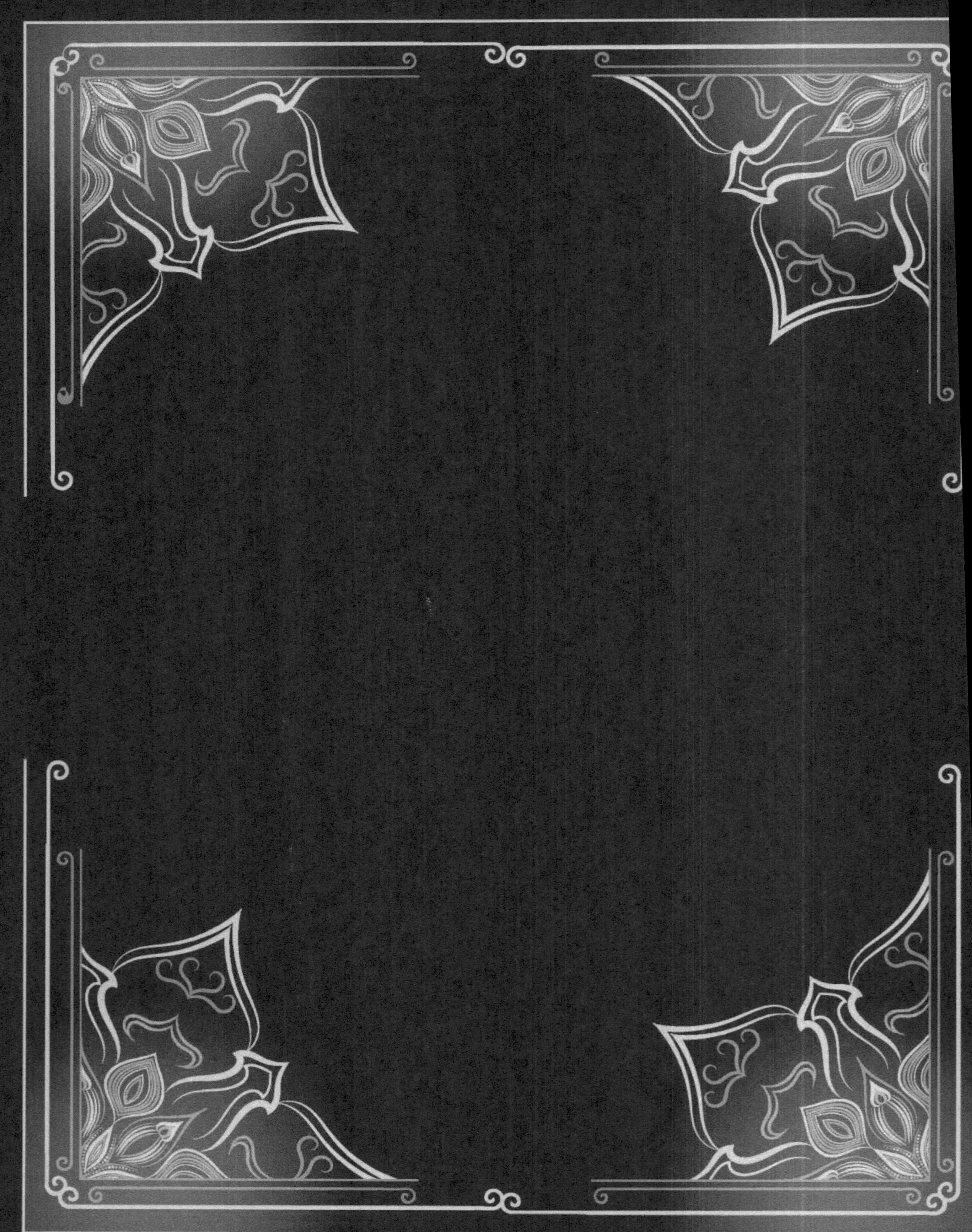

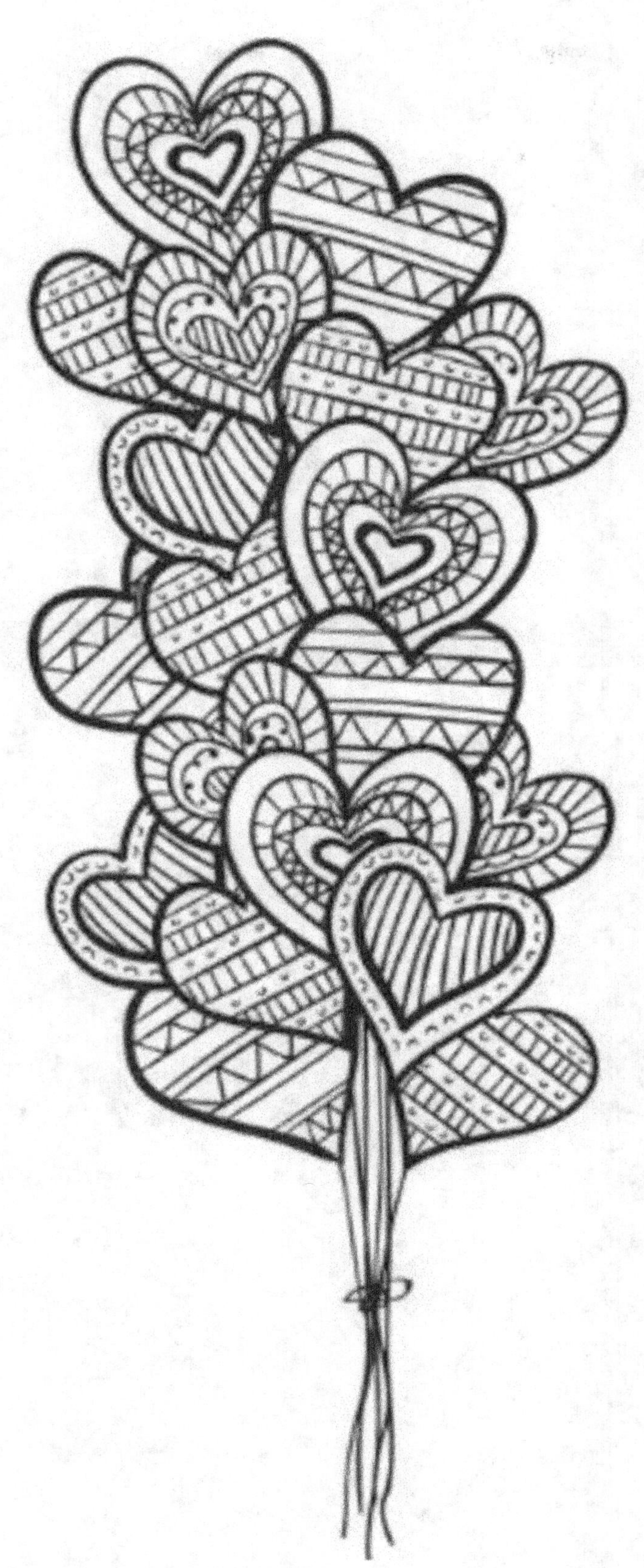

Z KAŻDYM ODDECHEM CORAZ BARDZIEJ AKCEPTUJESZ TO, KIM JESTEŚ.

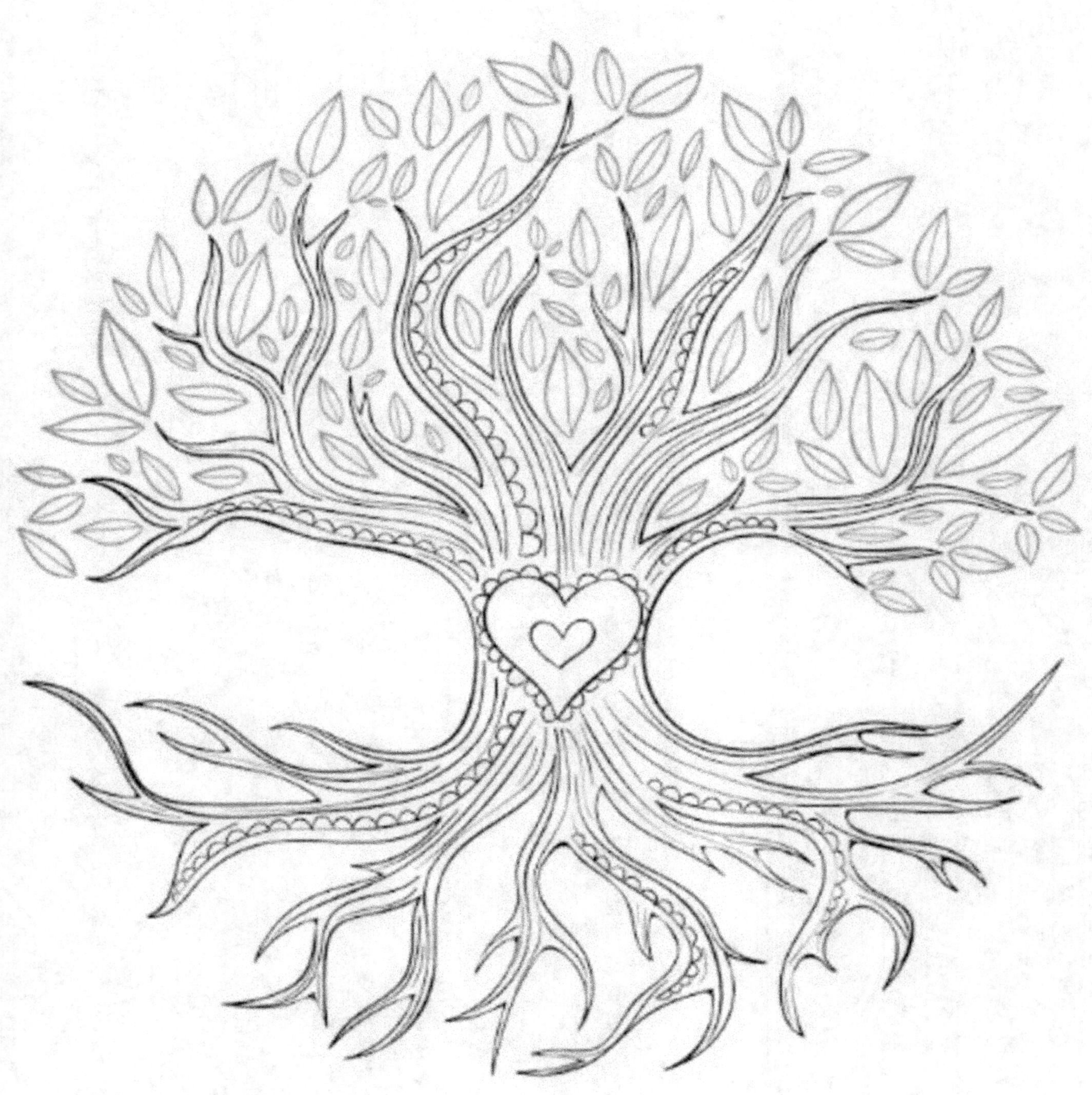

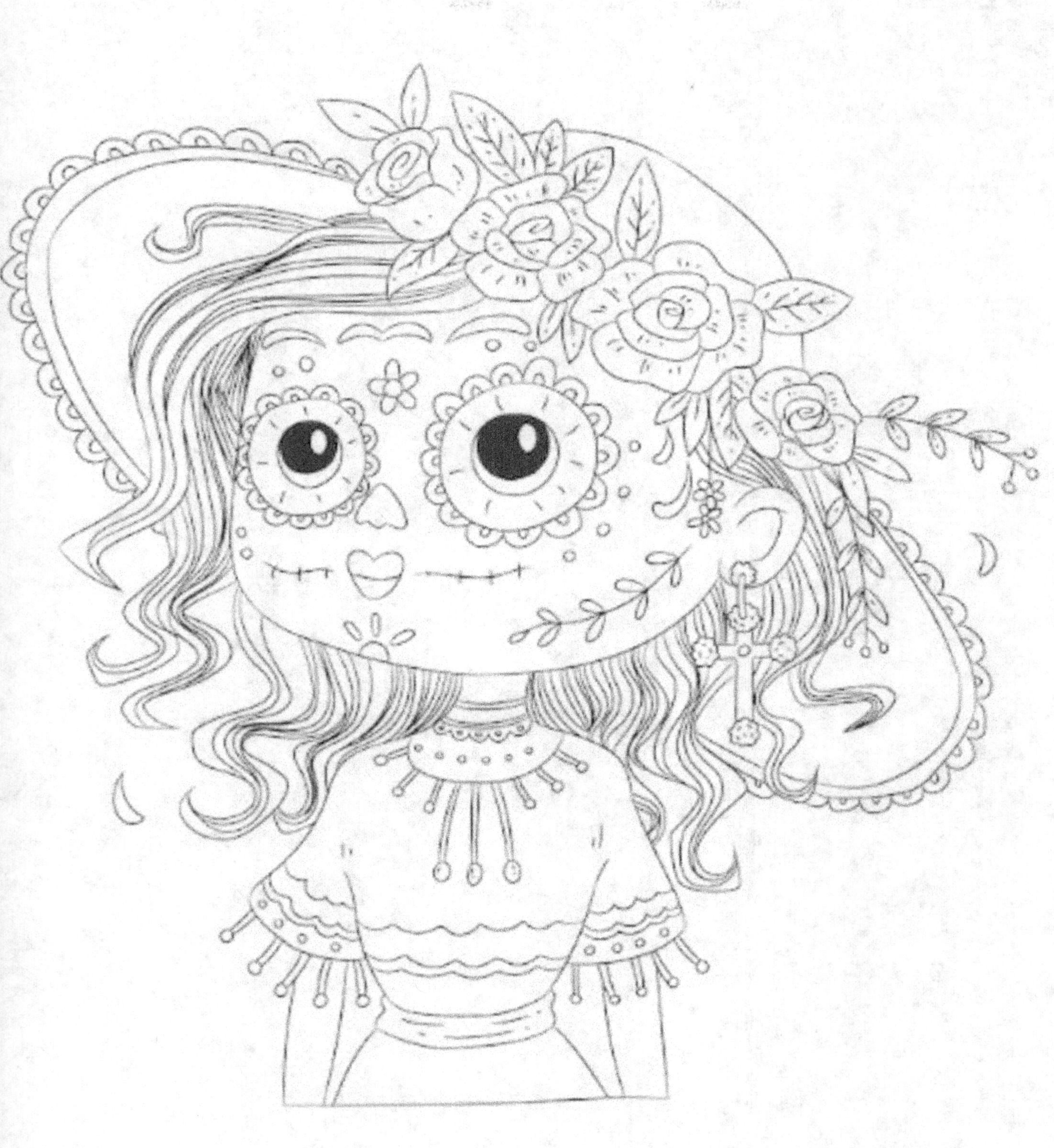

WEWNĘTRZNY SPOKÓJ TO TWÓJ NAJPIĘKNIEJSZY AZYL.

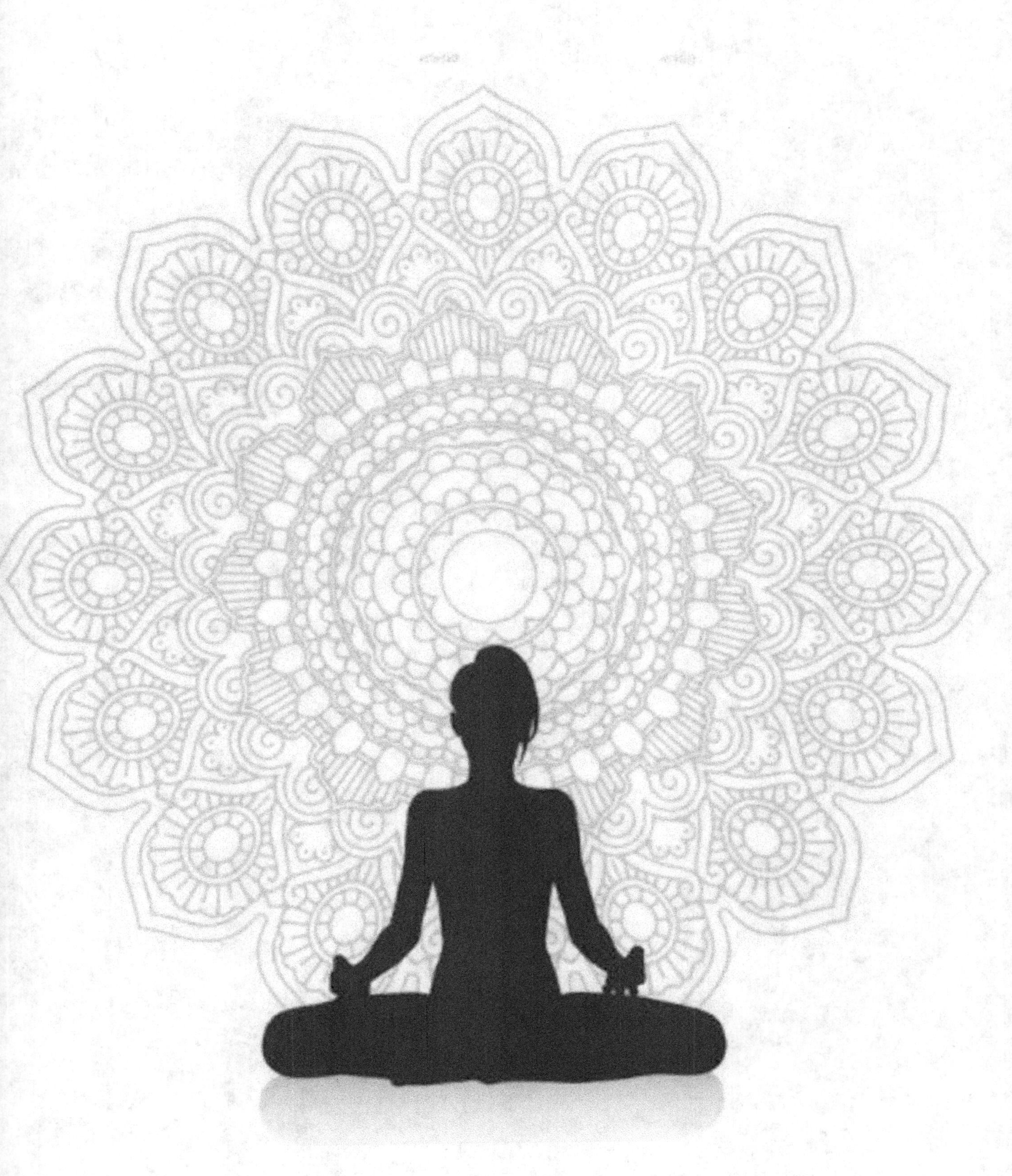

WYBIERAJ MIŁOŚĆ DO SIEBIE, NAWET W CIEMNYCH CHWILACH.

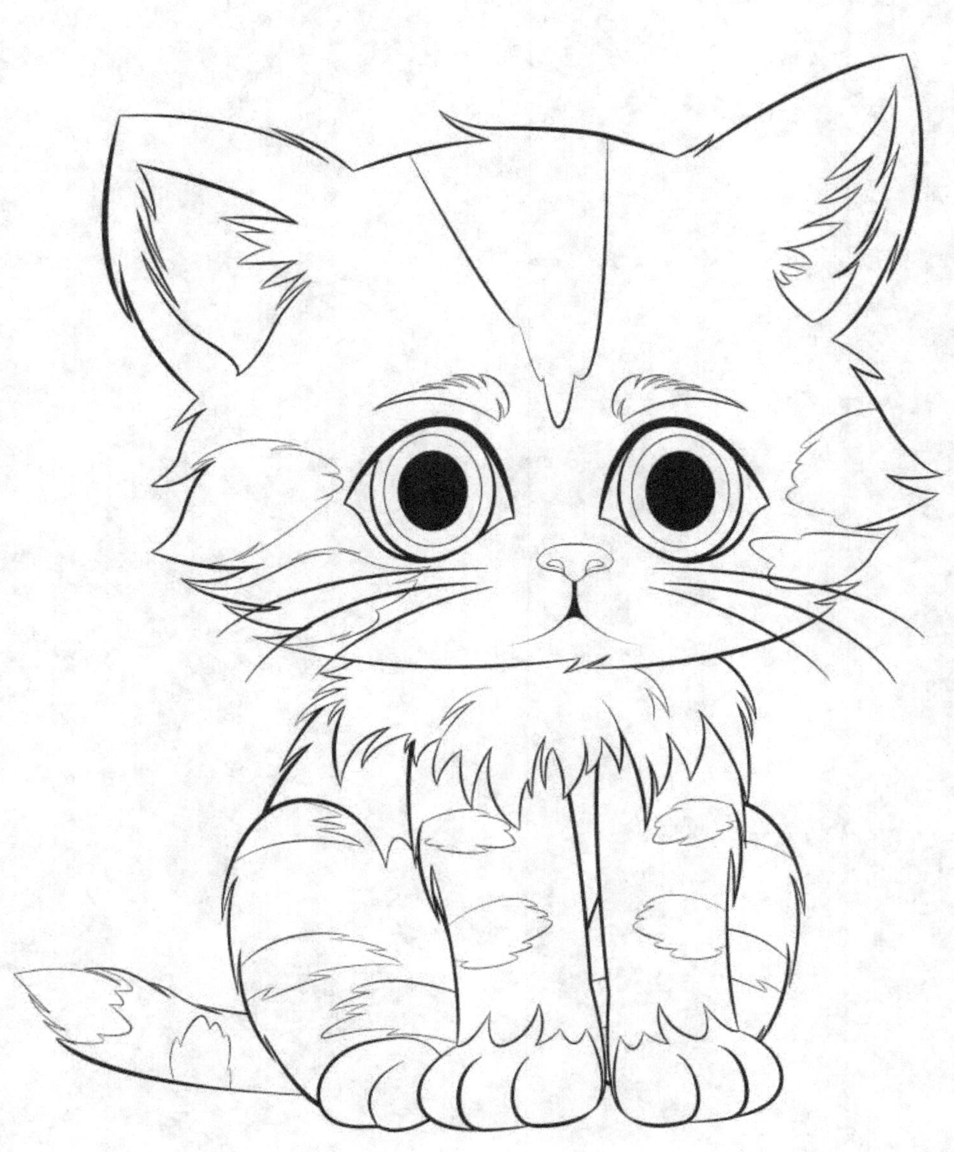

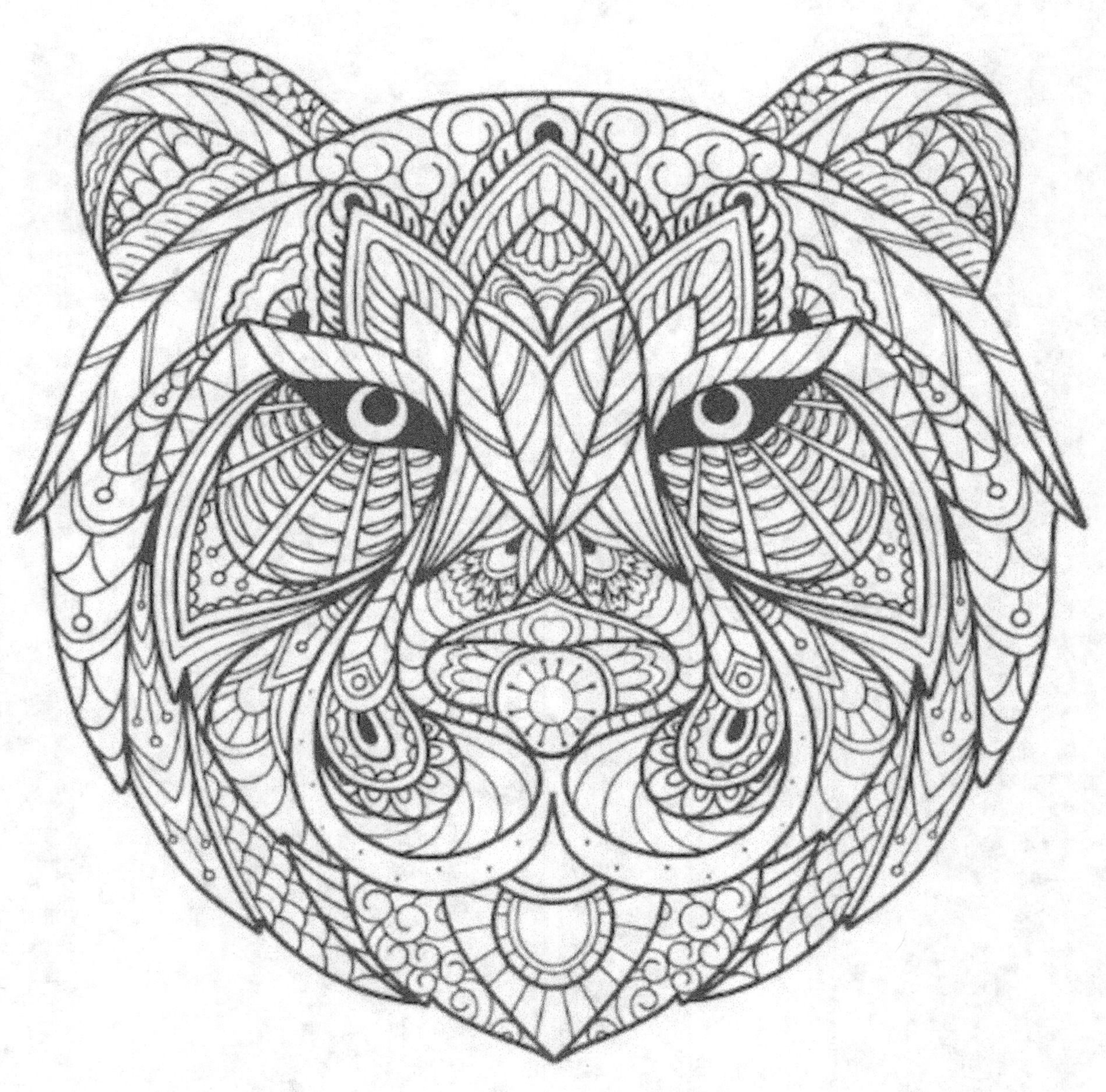

KAŻDE WYZWANIE TO
SZANSA NA PONOWNE
POŁĄCZENIE SIĘ ZE
SOBĄ.

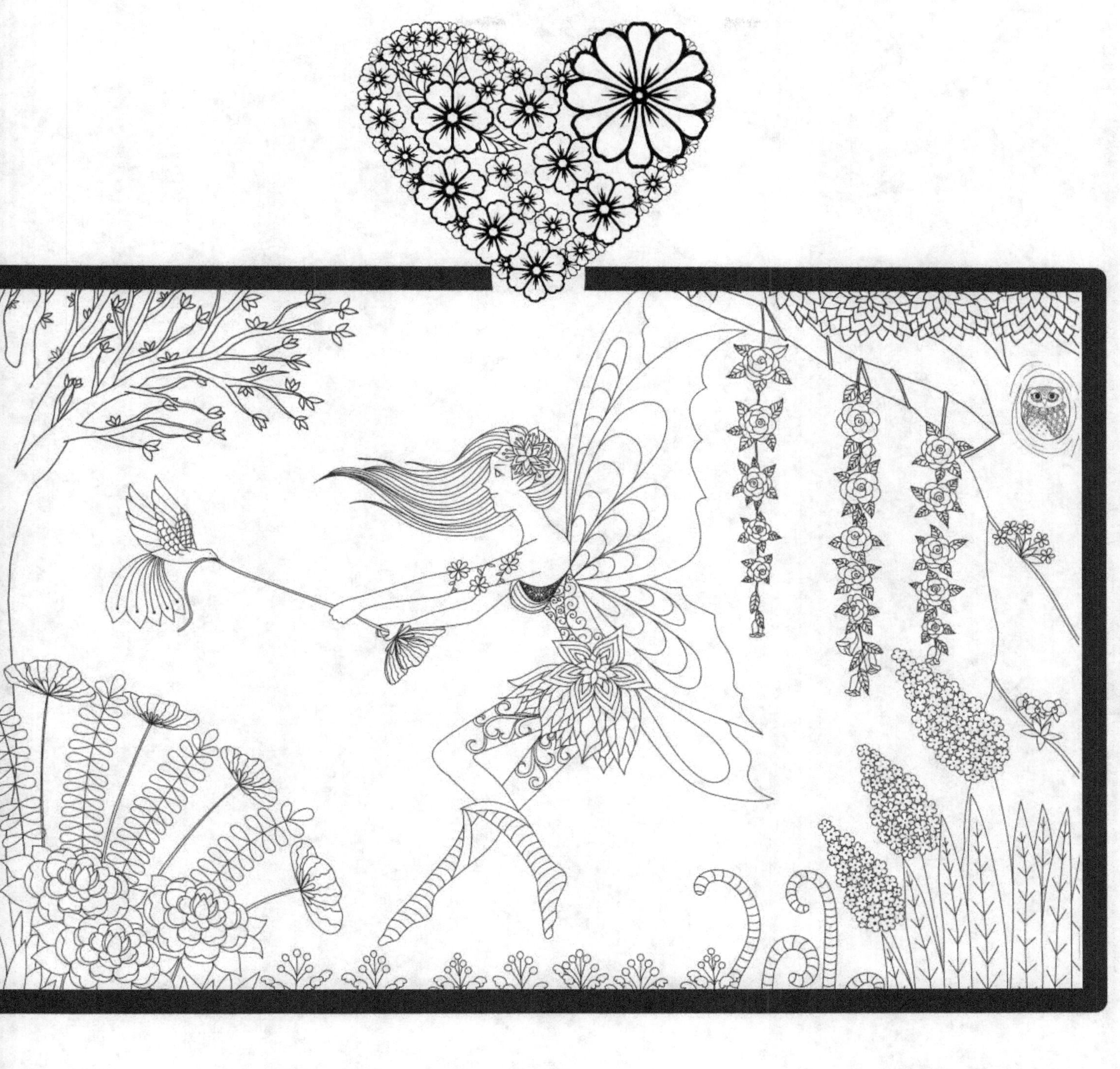

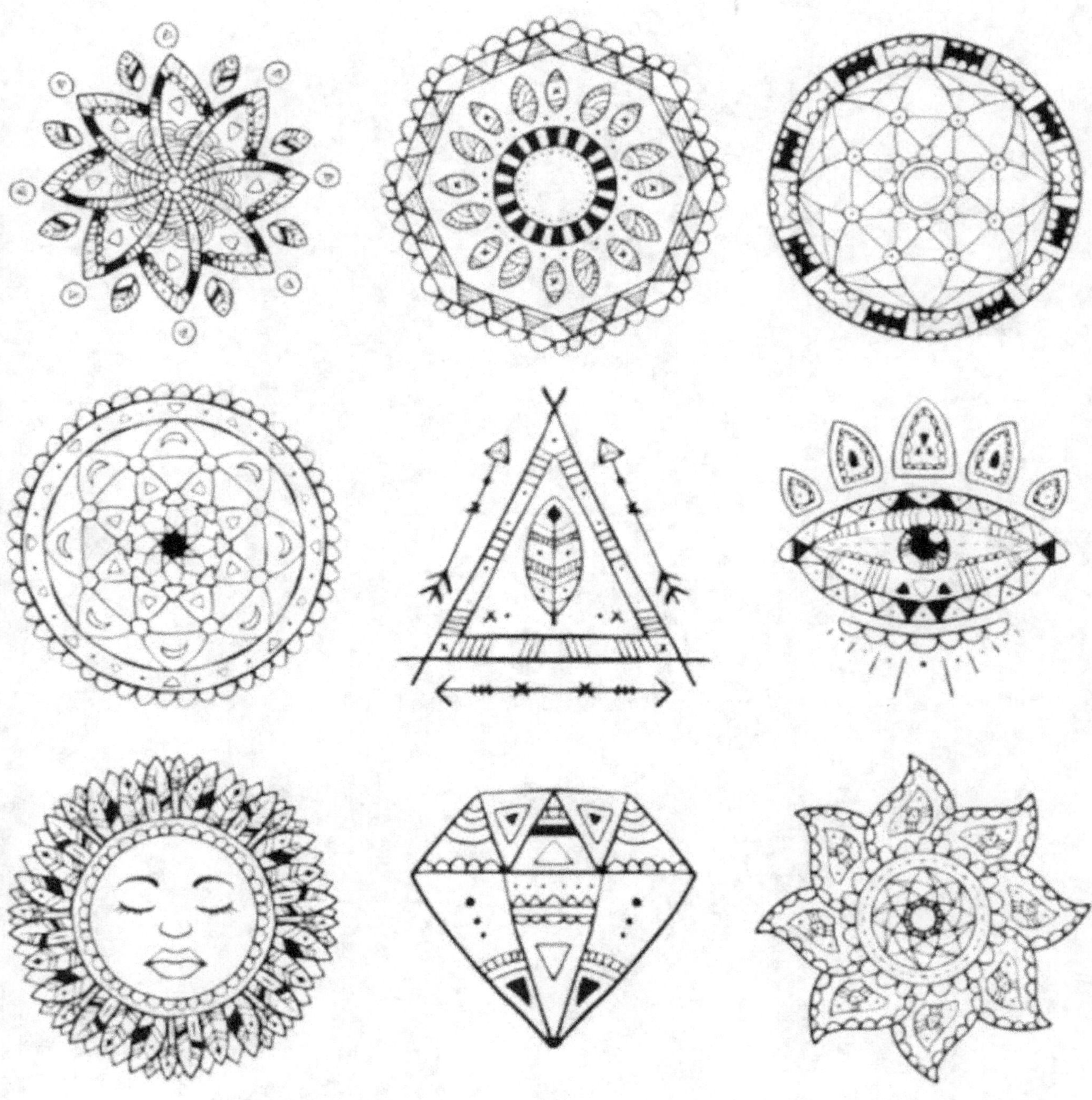

NIE POZWÓL, ABY BŁĘDY PRZESZŁOŚCI CIĘ DEFINIOWAŁY.

PIĘKNO TKWI W PEŁNEJ
AKCEPTACJI SIEBIE.

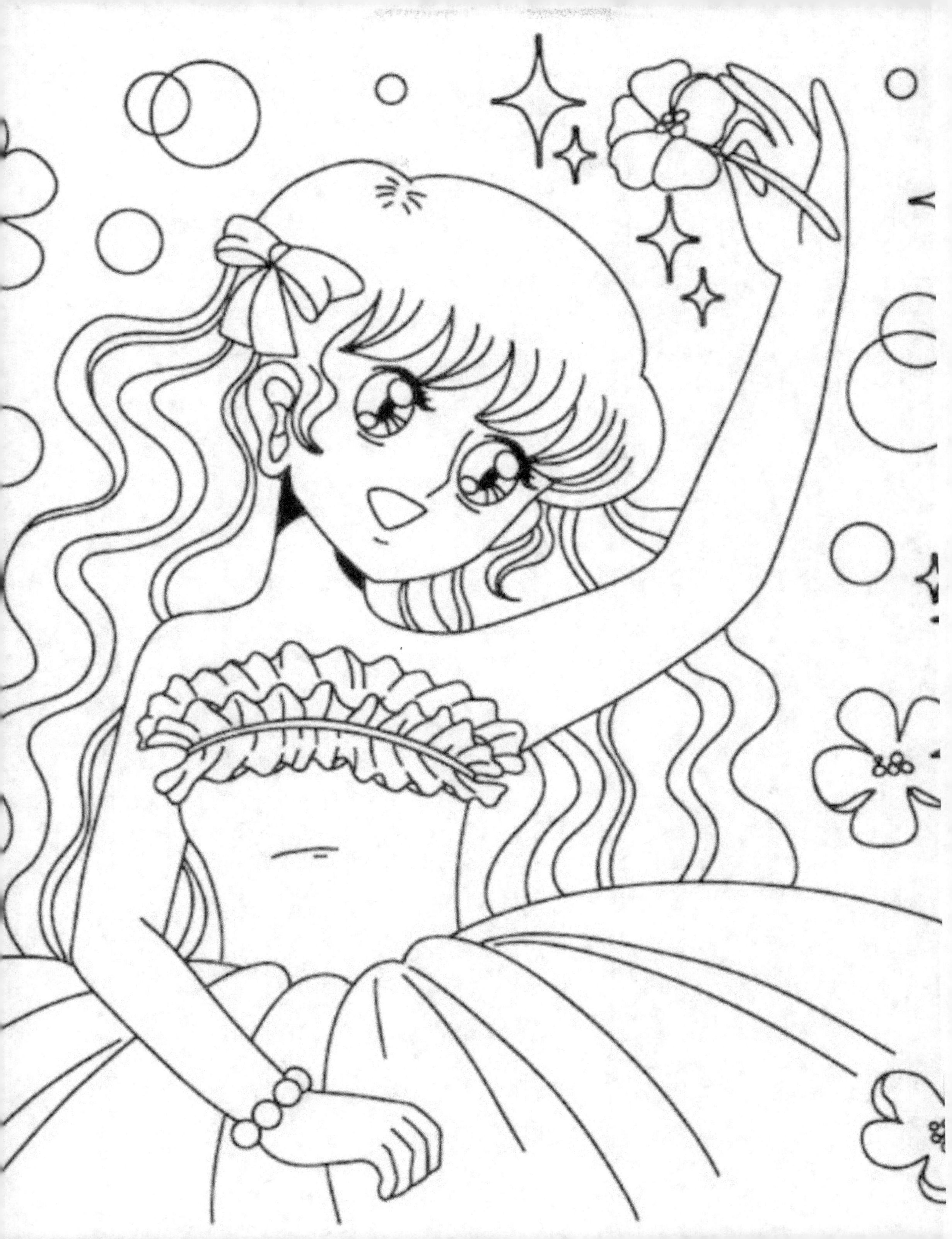

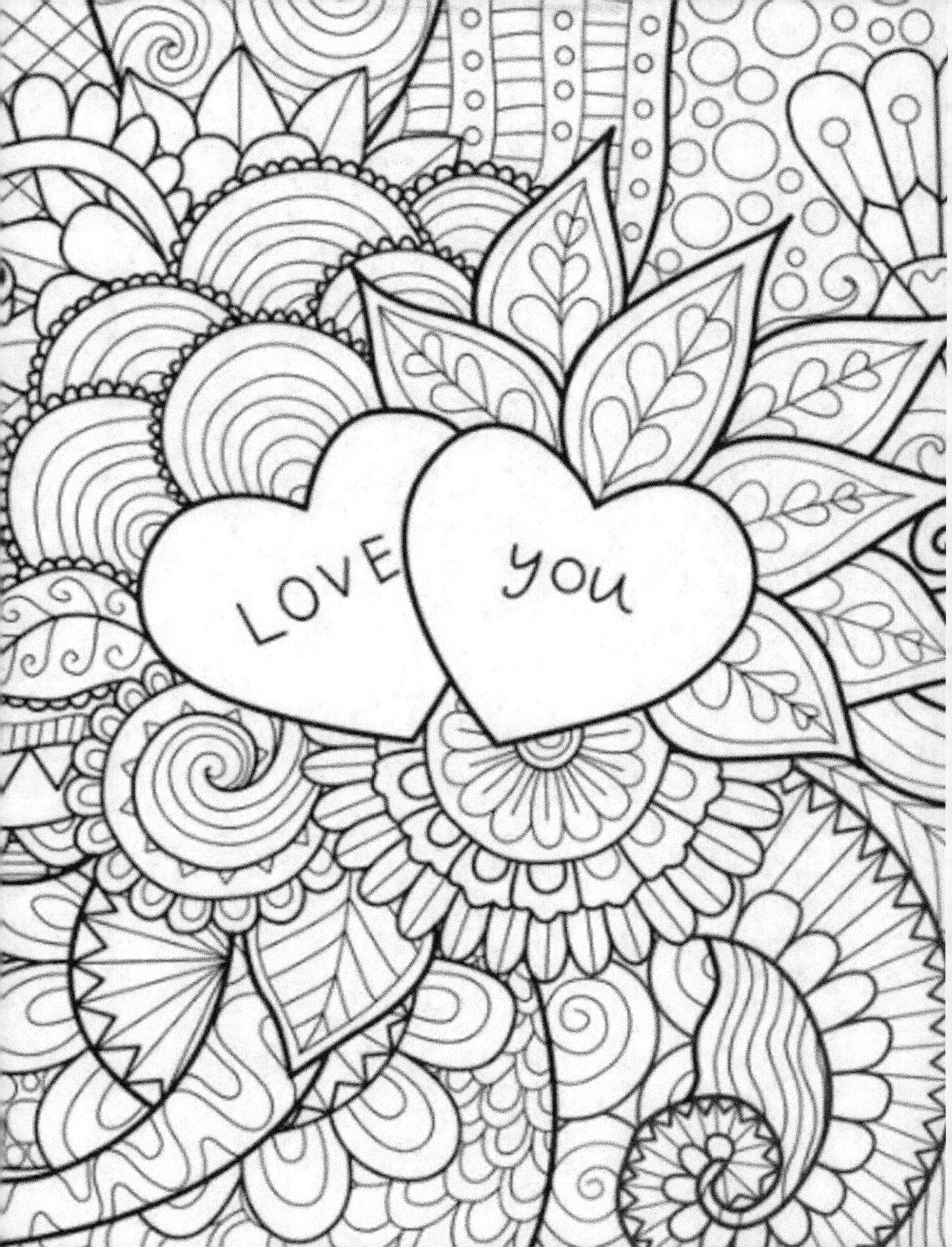
LOVE
YOU

W TEJ MIŁOŚCI DO SIEBIE ODNAJDUJESZ SWOJĄ SIŁĘ.

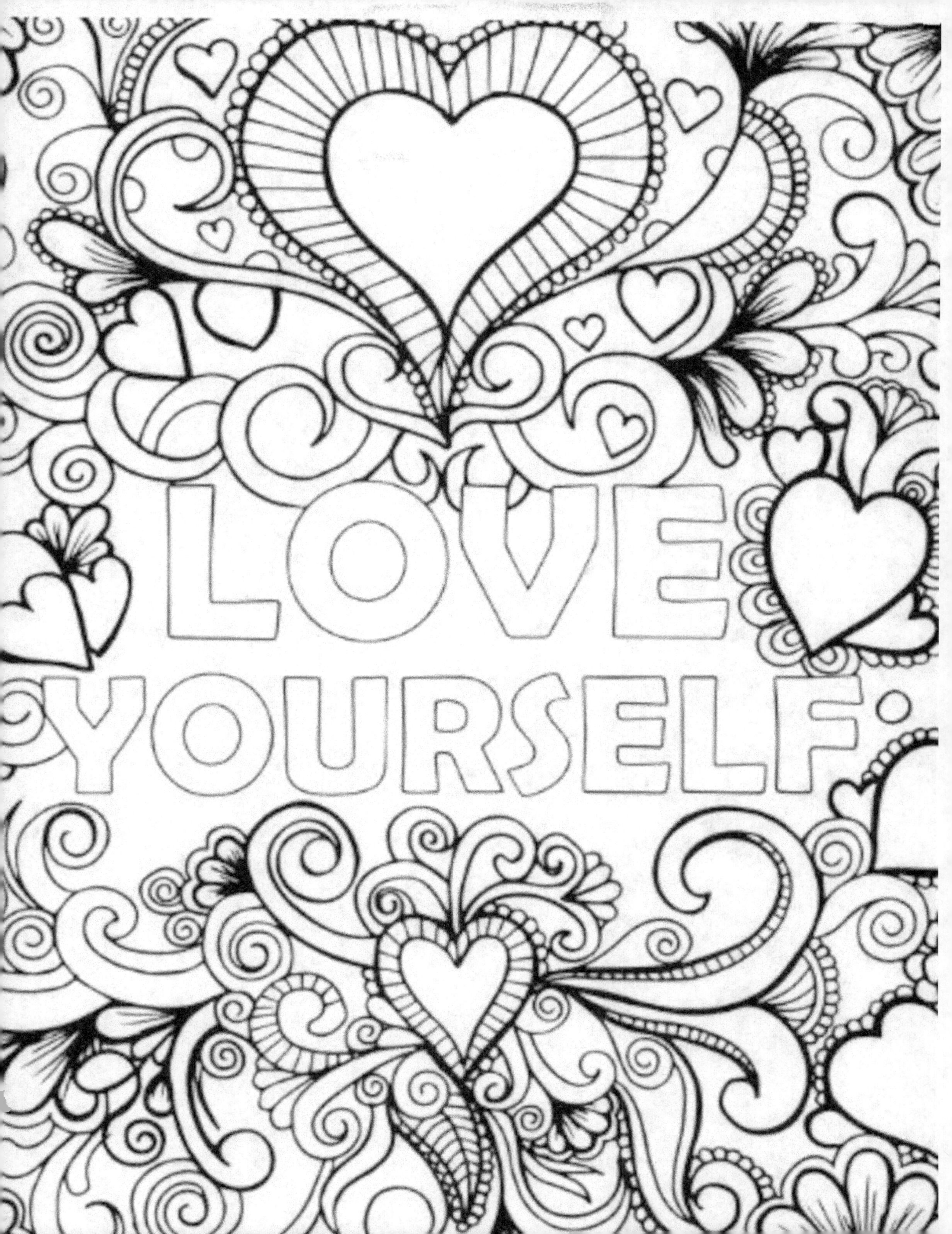

LOVE
YOURSELF

W KOŃCU JESTEŚ WOLNY,
ABY BYĆ SOBĄ.

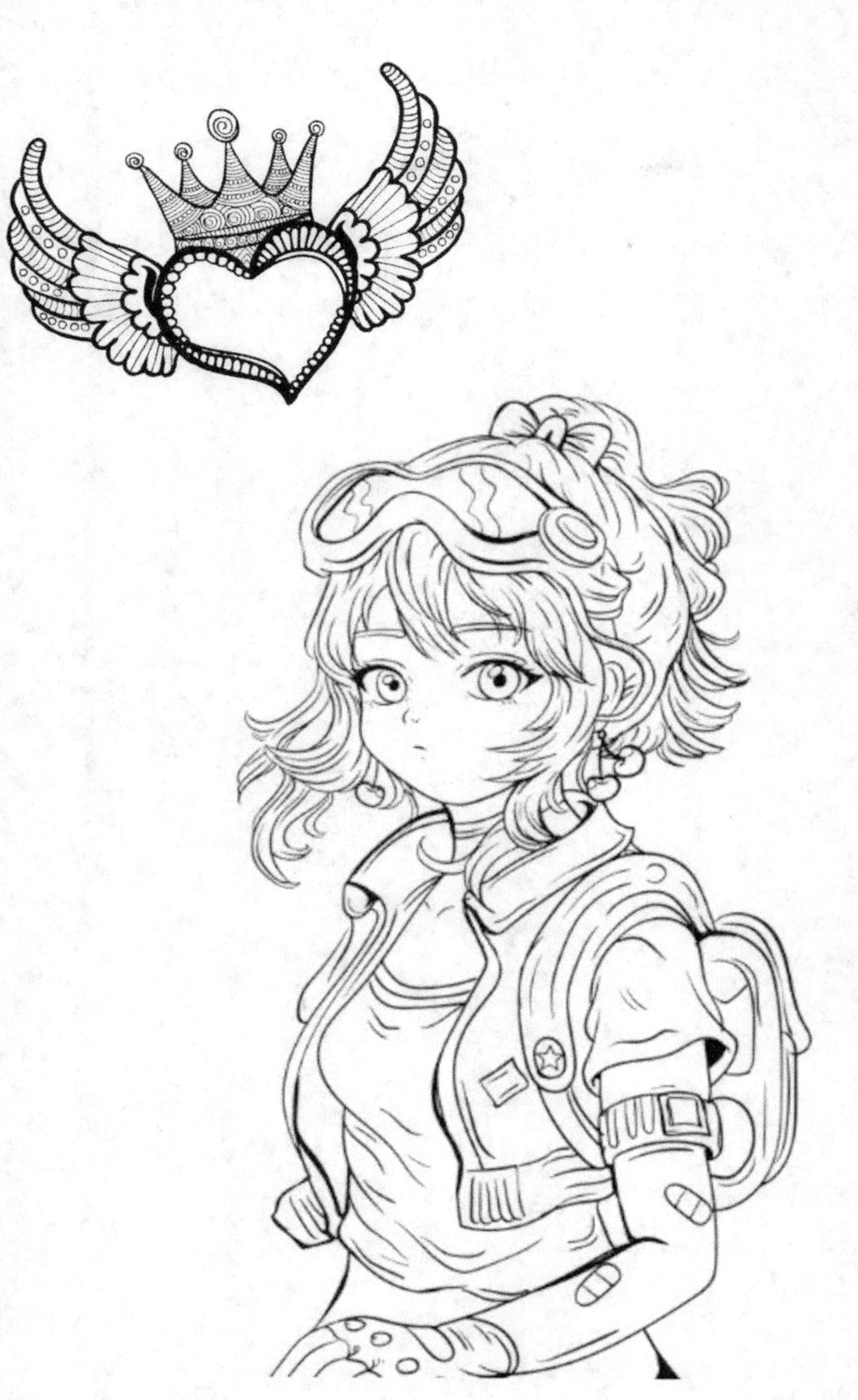

DZIĘKUJEMY ZA ZAKUP!

MIŁO BYŁO DZIELIĆ SIĘ Z TOBĄ TĄ CHWILĄ.

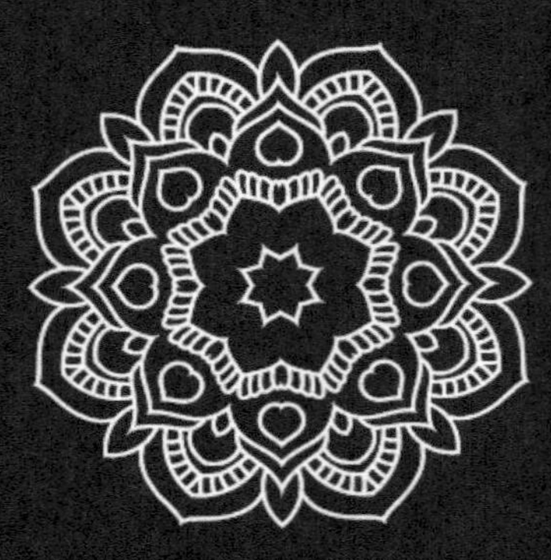

TOM 1 "PODRÓŻ W GŁĄB SIEBIE" I TOM 2 "CHWILA OBECNA" SĄ DOSTĘPNE NA AMAZONIE.

NIE MOŻEMY SIĘ DOCZEKAĆ, ABY ZNÓW CIĘ ZOBACZYĆ!

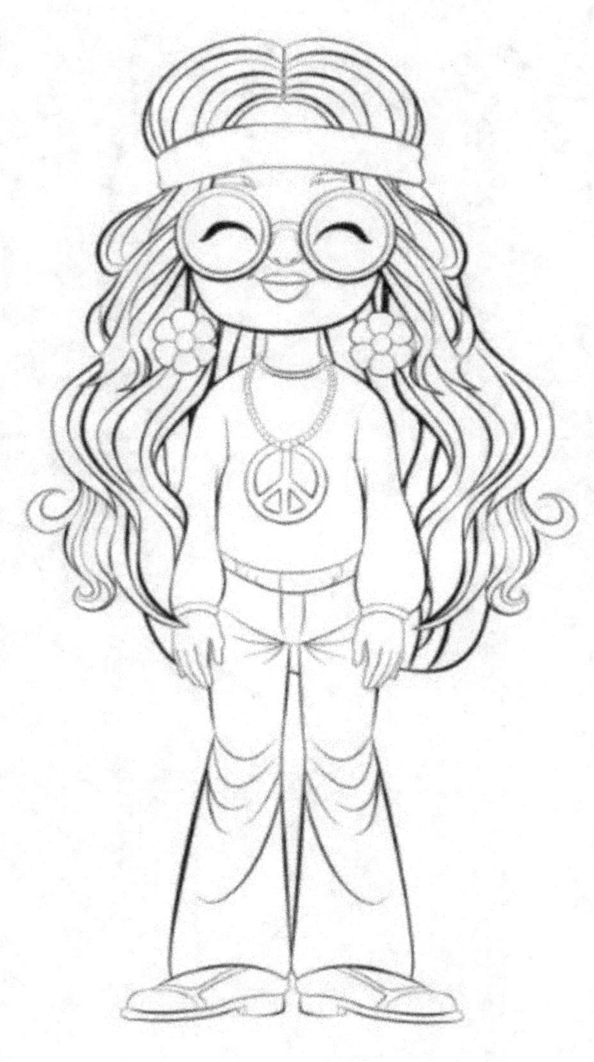

ŚLEDŹ EDYCJE COLINSA, ABY MIEĆ PEWNOŚĆ, ŻE NICZEGO NIE PRZEGAPISZ.

JEŚLI CHCESZ, MOŻESZ ZOSTAWIĆ RECENZJĘ NA AMAZONIE – POMOŻE NAM TO BARDZO.

PODOBNO ŻÓŁTY ŚWIETNIE PASUJE DO OPINII... 😉